U0599581

中国抗癌协会科普委员会
中国医师协会科学普及分会
中华医学会科学普及分会

联袂推荐

间质瘤

胃肠肌肉间
跳动的"幽灵"

主　编　田艳涛　　杨建军　　郭洪波

副主编　师稳再　　李邦华　　姚庆华

　　　　杨丽芳　　张莹雯　　徐　泉

　　　　胡海涛

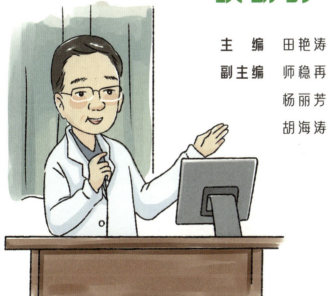

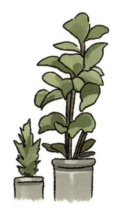

人民卫生出版社
·北 京·

版权所有，侵权必究！

图书在版编目（CIP）数据

间质瘤：胃肠肌肉间跳动的"幽灵"/田艳涛，杨建军，郭洪波主编. -- 北京 ：人民卫生出版社，2025. 8.
ISBN 978-7-117-38498-8

Ⅰ. R735

中国国家版本馆 CIP 数据核字第 2025HU8876 号

人卫智网	www.ipmph.com	医学教育、学术、考试、健康，购书智慧智能综合服务平台
人卫官网	www.pmph.com	人卫官方资讯发布平台

间质瘤：胃肠肌肉间跳动的"幽灵"

Jianzhiliu：Weichang Jirou jian Tiaodong de "Youling"

主　　编：田艳涛　杨建军　郭洪波
出版发行：人民卫生出版社（中继线 010-59780011）
地　　址：北京市朝阳区潘家园南里 19 号
邮　　编：100021
E - mail：pmph @ pmph.com
购书热线：010-59787592　010-59787584　010-65264830
印　　刷：北京顶佳世纪印刷有限公司
经　　销：新华书店
开　　本：710×1000　1/16　　印张：9
字　　数：136 千字
版　　次：2025 年 8 月第 1 版
印　　次：2025 年 9 月第 1 次印刷
标准书号：ISBN 978-7-117-38498-8
定　　价：59.00 元

打击盗版举报电话：**010-59787491**　E-mail：**WQ @ pmph.com**
质量问题联系电话：**010-59787234**　E-mail：**zhiliang @ pmph.com**
数字融合服务电话：**4001118166**　E-mail：**zengzhi @ pmph.com**

编　委（按姓氏汉语拼音音序排序）

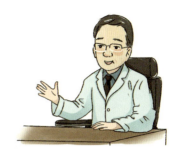

戴小军　扬州大学临床中医医院（扬州市中医院）

郭洪波　山西医科大学第一医院

呼圣娟　宁夏回族自治区人民医院

胡海涛　中日友好医院

霍桦德　空军军医大学西京医院

姜玉娟　中国医学科学院肿瘤医院

李　雪　宁夏回族自治区人民医院

李邦华　江西省肿瘤医院

李昊霖　空军军医大学西京医院

李望遥　中国医学科学院肿瘤医院

李维坤　铜仁市人民医院

李亚玲　甘肃省中医院

刘永奇　甘肃省中医院

卢一鸣　首都医科大学附属北京佑安医院

陆　怡　浙江中医药大学附属第二医院

陆海燕　扬州大学临床中医医院（扬州市中医院）

马煜萱　空军军医大学西京医院

彭朝胜　空军军医大学西京医院

邵欣欣　中国医学科学院肿瘤医院

师稳再　北京大学国际医院

宋　淳　空军军医大学唐都医院

田艳涛　中国医学科学院肿瘤医院

王　舒　空军军医大学西京医院

王　新　空军军医大学唐都医院

王海阔　中国医学科学院肿瘤医院

王浩元　空军军医大学西京医院

徐　泉　中国医学科学院肿瘤医院

杨建军　空军军医大学西京医院

杨丽芳　山西中医药大学附属医院

姚庆华　浙江中医药大学附属第二医院

余超超　华中科技大学同济医学院附属协和医院

张丽娜　山西医科大学第一医院

张莹雯　武汉大学中南医院

编写秘书　李维坤　王海阔　张丽娜

序 言

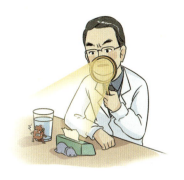

　　在生命旅途中，健康是人们最珍视的财富。然而，许多疾病却隐藏在我们身边；在早期，可能悄然无声地影响着我们的生活；到晚期，甚至可能明目张胆地夺取我们的生命。胃肠道间质瘤正是这样一种"幽灵"，"跳动"在胃肠道肌肉间。

　　胃肠道间质瘤，顾名思义，是一种起源于胃肠道组织间的肿瘤，更严格的定义是一类起源于间质卡哈尔（Cajal）细胞的间叶组织肿瘤，由中胚层的间充质分化发育而来。虽然胃肠道间质瘤在所有胃肠道肿瘤中占比不高，但因其独特的生物学特性和治疗方式，让我们不得不给予其足够重视。

　　在现代医学迅速发展的今天，如能得到及时、正确的治疗，胃肠道间质瘤将不再是绝症，针对它的治疗手段也在不断演进。靶向治疗的出现，为许多患者带来了新的希望，改变了传统肿瘤治疗的格局。与此同时，中医药的智慧也在逐渐被重视，中西医整合的医学理念正在成为胃肠道间质瘤整合管理的重要组成部分。在胃肠道间质瘤研究日新月异的大背景下，了解这一疾病及其相关知识，对公众早期发现、及时治疗、提高生存率具有至关重要的意义。

　　肿瘤防治，科普先行。科学普及不仅可以提升公众健康素养，还是推动疾病防控和健康管理的重要手段。在中国抗癌协会科普委员会主任委员田艳涛教授的统筹规划下，依托中国抗癌协会科普委员会和中西整合胃肠道间质瘤专业委员会，组织全国范围内胃肠道间质瘤的专家编写了这本《间质瘤：胃肠肌肉间跳动的"幽灵"》科普图书。本书用通俗易懂的语言，以整合医学理念为指引，全面介绍了胃肠道间质瘤的起源、症状、病理、治疗以及术后康复等方方面面知识，既有权威、严谨的研究保证其科学性，又有生动形象的语言保证其趣味性。

不久之前，百名院士和百名医科大学校长、院长联名签署发布《整合医学宣言》，主张中西医整合发展，强调"中学为体，西学为用""中西医并重"。本书贯彻这一理念，系统阐述现代医学和传统医学在胃肠道间质瘤诊治方面的优势，强调"整体观"和"辨证施治"，旨在充分调动人体自然力，帮助患者减轻治疗过程中可能出现的不良反应，的确难能可贵。

科学普及，不仅是传递知识，更是延续关爱与希望。通过这本书，希望能够唤起社会各界对胃肠道间质瘤的关注，鼓励更多民众主动学习健康知识，增强自我保护意识。同时，希望这本书能为每一位胃肠道间质瘤患者提供精神上的鼓励，在面对这一"幽灵"时，能够不再孤单，找到方向与力量，也为患者家属和朋友提供更好的理解与支持。

最后，衷心希望这本书能成为你了解胃肠道间质瘤的启蒙之作，做到早预防、早发现、早诊断、早治疗。愿每一位读者都能从本书中汲取营养，勇敢面对疾病带来的每一个挑战，拥抱更加美好的明天！

是为序。

樊代明

中国抗癌协会理事长

世界整合医学会终身名誉会长

中国工程院院士

2025 年 5 月

前　言

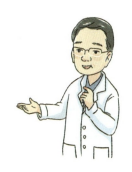

　　健康无疑是每个人最宝贵的财富，然而命运时常会与我们开玩笑，一些难以预料的疾病会在不知不觉中侵入我们的身体，胃肠道间质瘤便是其中之一。它如同一个隐匿于胃肠肌肉间的"幽灵"，无声无息地影响着我们的健康。

　　胃肠道间质瘤，这个在医学领域相对陌生的词汇，实际上正在影响着越来越多的人。起源于胃肠道间叶组织的它，因其早期症状的隐蔽性，难以在早期发现其踪迹，往往在出现症状或体检时才被发现，给患者及家庭带来沉重的负担和心理压力。

　　胃肠道间质瘤患者既是不幸的，又是幸运的。不幸的是，他们遭遇了这样的疾病；幸运的是，随着医学科学的不断进步，我们对胃肠道间质瘤的认识正日益加深，治疗手段也逐渐变得更丰富和精准，越来越多的新药和治疗方法正在被研发并应用于临床，即使是晚期患者，目前也已经有第四代药物可使用。这些治疗手段为患者带来了长期生存的机遇和希望，这既是医学进步带来的福音，也是我们对患者最深切的关怀和祝福。

　　在本书的编写过程中，我们的创作团队始终怀揣着对生命的敬畏和对患者的深切关怀，深知医学知识虽然复杂、深奥，但科普工作却能够将其转化为普通人易于理解的语言，帮助更多人认识并积极应对这个"幽灵"。因此，我们汇聚了全国范围内的胃肠道间质瘤专家，贡献智慧和心血，呈现出这样一部配有精美插画的科普作品，帮助每位读者对胃肠道间质瘤有更为清晰的认知。

　　在内容的构建上，我们力求全面而深入。从胃肠道间质瘤的起源、发病机制，到其症状、诊断和治疗方法，再到患者的日常护理和心理调适，都进行了详尽阐述，系统介绍了现代医学在胃肠道间质瘤治疗中的新进展。同时，我们也挖掘了传统医学的智慧，阐述了中医在调理患者体质、减轻治疗不良反应等方面的独特优势。我们希望这本书可以帮助每位读者在面对胃肠道间质瘤时能够做到心中有数，不再恐惧和迷茫。

医学不仅是科学和技术的结合，更是对人类生命的尊重和关爱。我们希望通过这本书，传递出对患者的同情和支持，让他们在面对疾病时不再孤单无助。同时，我们也希望这本书能够激发更多人对健康的关注和重视，让我们共同努力，为预防和治疗胃肠道间质瘤贡献自己的力量。

最后，我要感谢所有参与本书编写的专家，是团队的辛勤付出和无私奉献，才使这本书得以顺利完成。我相信，在我们的共同努力下，一定能够战胜这个"幽灵"，让更多人拥有健康、美好的人生！

田艳涛

2025 年 5 月

目　录

第四章

不是每个间质瘤都一样——不同的敌人，不同的策略 33

第五章

大冒险——胃肠道间质瘤的治疗之旅 51

第六章

穿越千年的守护——知胃知肠知中医　71

第 一 章

神秘的"胃间"和"肠间"世界

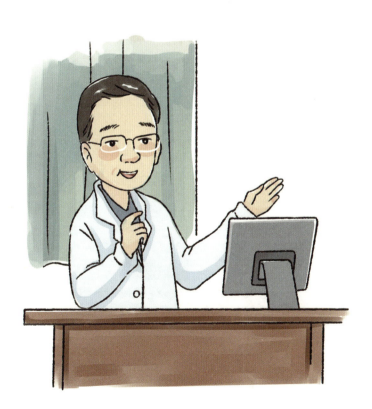

第一节
胃肠的整体协同

一、食物在体内的奇妙之旅

我们吃下的山珍海味，在体内经历了什么，最后才变成了臭烘烘的大便？让我们一起来了解一下食物在人体内的变身之旅吧。

通常情况下，当食物映入眼帘的那一刻，我们的大脑就开始向消化系统下达开始消化的指令了。消化工作启动，嘴巴开始分泌唾液、胃酸分泌增多、胆囊收缩并排出胆汁、胰腺组织开始产生胰液、小肠也蓄势待发准备工作……这么多的预备动作都是为了消化食物。

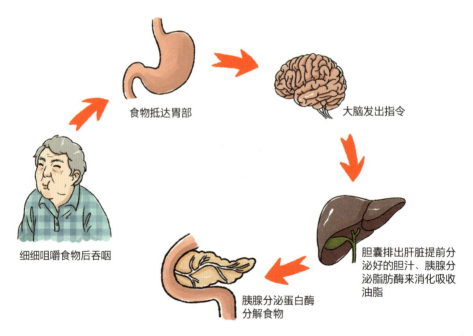

食物抵达胃部

大脑发出指令

细细咀嚼食物后吞咽

胆囊排出肝脏提前分泌好的胆汁、胰腺分泌脂肪酶来消化吸收油脂

胰腺分泌蛋白酶分解食物

食物在体内的奇妙之旅

口腔：食物变身的第一站　　口腔就像一个大型的"破壁机"，在嘴唇、牙齿、舌头"三兄弟"完美地协作下，食物被充分咀嚼、混合、搅拌。在这个过程中，食物的部分细胞被破坏，细胞质随之流出，舌头上的味蕾开始了繁忙的收集工作，它们将感受到的酸、甜、苦、辣、咸等味道一一分类、整合，传递给大脑，大脑会根据这些"情报"再次下达相应的指令，从而准备下一步的消化工作。如果吃下的食物中含有碳水化合物（如米、面），大脑就会指挥胰腺分泌胰岛素以应对可能到来的血糖迅速升高；如果食物中含有油脂，大脑就会指挥胆囊排出肝脏提前分泌好的胆汁、胰腺分泌的脂肪酶对其进行消化；如果食物中含有肉类，大脑就会指挥胰腺分泌蛋白酶来分解其中的蛋白质。

当我们感到食物在口腔中被充分"研磨"后，大脑就会发出指令，关闭会厌软骨，暂停呼吸，打开食管，此时被唾液包裹着的研磨后的食物会进入食管。食管就像是高铁，在食管平滑肌的作用下，食物乘坐着"高铁"一路畅通无阻地到达贲门前。这个时候，贲门括约肌会顺势张开 7~8 秒，就像是高铁到站停靠一般，食物"下车"后进入胃。

胃：食物变身的第二站　　胃就像一个大型"搅拌机"，食物在胃内翻江倒海，被搅拌成食物碎末。胃内含有大量胃酸，不仅对食物碎末起到浸泡、消化作用，也可以对食物进行灭菌处理。

同时，对于食物中的不同成分，胃可是有自己的一套处理标准，简单来说就是"区别对待"。对于碳水化合物（如米、面），胃需要大约半小时的时间将其处理完毕并输送到小肠；对于蔬菜，上述过程则需要 1~2 小时；对于蛋白质、脂肪等，则需要待够 4~6 小时才能顺利抵达小肠。

小肠：食物变身的第三站　　在所有食物到达小肠时，基本变成了糊状。这些糊状食物，有了一个新的名字，叫作"食糜"。当食糜来到十二指肠，并与胆汁、胰液混合在一起时，其中的脂肪、蛋白质就被脂肪酶、蛋白酶分解了。过了十二指肠，食糜就会进入空肠和回肠，也就是我们常说的小肠。在这个过程中，整个食糜大军被分节运动分割成一段一段的，就像是串联在一起的香肠段。在小肠的分节运动和摆动的过程中，食糜被逐一分解成葡萄糖、氨基酸、胆固醇、维生素、电解质等小分子营养物质，在小肠绒毛中透过肠壁，进入血管和淋巴管，参与人体的代谢。

大肠：食物变身的第四站　经过 6~8 小时的颠簸，食糜仅剩下残渣，它们终于推开了一个名为回盲瓣的大门，来到了大肠。这里的残渣像是让人抽掉了骨头的鱼，变得懒洋洋的：想动的时候往前走，不想动就原地歇着，有的残渣甚至还能再倒退两步。就在食物残渣懒洋洋缓慢前进的时候，大肠将残渣里的水分一点儿一点儿吸收，等到食物来到大肠末端时，残渣就变成了固体的粪便，只等着适合的时机排出体外。

至此，粪便已形成，原先进入口腔的食物早已不知所终。从食物到粪便，这个变化的过程可以持续长达 3~4 天，这就是食物在体内的奇妙之旅。

二、为何午餐后我们经常会感到困倦

很多人中午进食后会出现犯困的情况，中医将这种情况称为"食困"，这到底是为什么呢？这种困倦是因为摄入大量食物以后，人体内大量血液都跑到胃肠里，使大脑缺血缺氧。这种现象的产生除了与我们进食的食物种类有关外，主要还是受到体内激素的影响。

注：激素是指内分泌腺体和细胞产生并直接释放入体液的高效化学物质。

胆囊收缩素　是由小肠黏膜 I 类细胞分泌的一种胃肠激素，进食后，小肠黏膜细胞会释放胆囊收缩素，它的主要作用是让胆囊收缩、促进胰腺分泌胰酶，从而使食物更好地被消化和吸收。胆囊收缩素还会让大脑产生困意，人吃得越多，体内的胆囊收缩素含量越高，身体就会感到越困倦。

促食欲素　是由下丘脑分泌的一种激素，与饥饿感和睡眠有直接关系。促食欲素含量高，人会感到清醒且思维活跃；促食欲素含量低，人就会昏昏欲睡、不想动。人吃饱后，体内的血糖会升高，而血糖会抑制促食欲素分泌，吃饱后体内促食欲素含量降低，人自然而然就想睡觉了。

胰岛素　是由胰腺组织分泌的一种激素，主要作用是降低血糖浓度。饭后人的血糖升高，胰岛素分泌随之增多，同时它也会促进蛋白质合成，使体内的色氨酸增多，进一步形成褪黑素，从而让人产生睡意。此外，胰岛素能够阻碍其他氨基酸进入大脑，从而提高大脑中色氨酸的浓度，而大脑中色氨酸的浓度升高就是导致人们犯困的"罪魁祸首"。不光如此，胰岛素还会促进人体内的钾离子从血液中进入细胞内，使人体处于轻度低血钾状态，这种状态也会让人产生睡意。

午餐后犯困是人体正常的生理反应，由血液重新分布和多种激素协同作用所致。了解其成因，有助于我们通过合理饮食和适当休息，更好地应对"食困"，提升下午的专注力与工作、学习效率。

三、晚餐的秘密：胃肠在夜间是如何工作的

人在夜间需要睡觉休息，那么我们的胃肠在夜间会不会也一样需要"睡觉"？

其实，胃肠道的许多功能表现出昼夜的节律性，换句话说，胃肠道的许多功能，如胃酸的分泌、小肠的营养吸收，胃肠道的运动以及肠道菌群的变化，在24小时内发生着周期性的变化。这种周期性的变化归根结底是与胃肠道的神经和体液调节有关。

胃肠的昼夜节律 胃酸分泌的高峰期是早上8点到下午2点，之后胃酸的分泌量逐渐减少，可见夜间胃酸的分泌量明显低于白天；不仅如此，胃泌素、胃动素、胆囊收缩素等胃肠道激素，在夜间的分泌量也远远低于白天。胃肠道的运动在夜间会明显减慢，晚餐后的胃排空时间明显长于早餐、午餐进食后；对于小肠而言，夜间的运动速度明显较白天减慢，而结肠在白天运动较多，夜间运动较少。无独有偶，有研究发现，肠道菌群也存在昼夜节律变化，例如乳杆菌在中午12点数量最多，在半夜0点和清晨6点数量最少，脱盐杆菌在中午12点数量最少，在半夜0点和清晨6点数量最多。这些肠道菌群组成和功能的昼夜节律变化会影响胃肠道的功能，使胃肠道功能也呈现出昼夜节律变化。

因此，人在夜间睡眠时胃肠通常也会继续工作，只是与人体在白天清醒状态下相比，食物的消化速度会明显减慢。人体在睡眠时，大脑中枢神经系统的活跃

性会明显下降，对胃肠道神经的调节功能也会随之下降。当胃肠道神经功能下降时，其蠕动速度相对减慢，各种消化液的分泌量也会随之减少。

但是人体具有完善的自我保护机制，可以满足人体各个组织细胞基础代谢的基本需求，而组织细胞基础代谢的需求需要通过胃肠道消化食物来满足。因为人体睡眠时基础代谢率下降，所以胃肠道的工作负荷会相应减轻，胃肠道内的食物会被逐渐缓慢消化。

夜宵对身体的影响　在了解了胃肠道的昼夜节律后，您或许要问："吃夜宵对我们的身体会产生怎样的影响呢？"

首先，夜宵的时间往往与胃肠道自然的昼夜节律相悖。正如前文所述，胃酸的分泌和肠道的运动在夜间显著减缓。在这个时候，胃肠道的消化能力明显下降，消化夜宵的速度可能受到影响，食物在胃内停留的时间延长，可能导致胃部不适、胀气等消化问题。

其次，吃夜宵可能干扰我们的睡眠质量。研究表明，晚餐吃得过晚或夜宵吃得过多，可能导致消化不良，进而影响睡眠的深度和质量。良好的睡眠与身体机能的恢复和新陈代谢密切相关，而睡眠不足可能导致体重增加、代谢紊乱等健康问题。

最后，适度的夜宵并不一定是坏事，它可以帮助我们缓解饥饿感，避免夜间因饥饿而影响睡眠。但关键在于控制夜宵的摄入时间和食物的种类。理想的情况下，应尽量在睡前 2~3 小时进食，让胃肠道有足够的时间进行消化。

小贴士　夜宵的选择至关重要。高脂肪、高糖分的食物不仅增加胃肠道的负担，还可能增加体内的炎症反应，加重心血管健康风险。因此，选择健康、易消化的食物作为夜宵，能够在一定程度上减轻胃肠道负担，促进消化和睡眠。例如，燕麦粥、水果或坚果，都是较为理想的夜宵选择。

第二节
胃肠的"建筑之美"

一、精妙的设计——胃肠的结构与功能

胃的结构 胃有"一个入口""一个出口"和"四层衣服"。胃像一个吊着的、时刻活动的、鞋尖朝着身体左侧的靴形大囊袋。上面的入口连着食管，名字叫贲门。贲门的原则性和纪律性都很强，在它的控制下，食物都是有节奏地单向通行。食物到达贲门，贲门会顺势打开，食物随之进入胃内。一旦食物通过，贲门即刻关闭，保证胃内的食物不会随着胃的蠕动反流至食管。

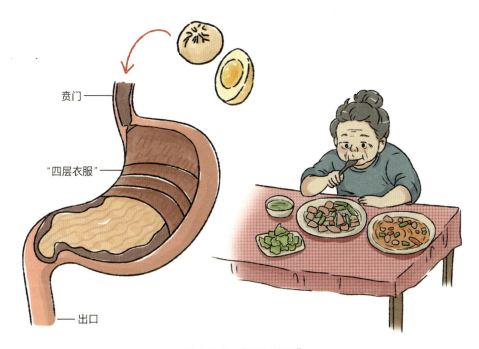

贲门

"四层衣服"

——出口

胃的结构："两张嘴巴"

过了贲门，食物将进入胃内。胃的内壁并不是光滑平整的，一道道沟壑像西北的黄土高坡一样，学名叫作黏膜皱襞。这些"沟壑"可以被完全撑开，一个成年人的胃容量可以达到 1 500mL。胃壁由内到外有"四层衣服"，分别叫作胃黏膜层、黏膜下层、肌层、胃浆膜层。胃的黏膜层较厚，血供丰富，呈橘红色，胃空虚时，由于平滑肌舒张，整个胃壁弹性回缩，黏膜层与黏膜下层在胃腔表面形成许多皱襞。当胃充盈时，随着胃壁的扩张，黏膜皱襞消失。黏膜下层由疏松结缔组织构成，就像是一层胶皮，韧性很高，里面含有丰富的胶原纤维、血管、淋巴管及黏膜下神经丛，还可见成群的脂肪细胞。肌层由外纵、中环、内斜三层平滑肌构成，这三层肌肉如此排列，才能让胃拥有如搅拌机一般的功能，使得食物在胃腔内上、下、左、右来回翻动，变成细末或者是糊状，当食物变成糊状，就会沿着胃黏膜的黏膜皱襞排列好，顺着胃蠕动的方向进入十二指肠。浆膜层由薄

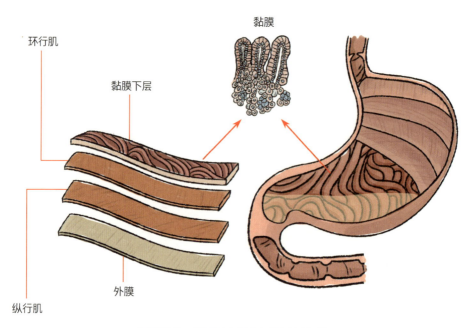

胃壁结构："四层衣服"及胃底腺细胞

层结缔组织与间皮共同构成，其表面光滑，有利于胃的活动，也能分泌黏液以润湿脏器表面，减轻脏器间的摩擦，同时具有吸收撞击、保护内脏的效果。

食物在胃内经过充分的搅拌后，接着就运送到了胃的出口——幽门。这里是胃和十二指肠相连接的地方，经此食物可以单向进入十二指肠。

胃的功能　胃的功能总体分为 4 种。

◎ **储存功能**：食物进入胃内，胃底和胃体部的肌肉产生反射性舒张，此时幽门关闭，这样便会使食物暂时停留在胃内。

◎ **消化吸收功能**：胃通过蠕动及分泌胃酸、胃蛋白酶等对食物进行机械和化学消化并吸收部分营养。

◎ **分泌功能**：胃可分泌胃液及胃泌素（促进肠道分泌功能）、胃动素（促进胃肠蠕动）、生长抑素（抑制胃酸分泌，以及减少胰腺的内分泌和外分泌）等。

◎ **防御功能**：胃的黏膜屏障，胃酸，分泌型免疫球蛋白 IgG、IgA 以及淋巴组织等，可防止病原微生物及异物借由消化道途径侵入人体，同时确保其自身不会被胃酸侵蚀。

肠的结构　肠道由小肠和大肠组成，小肠又分为十二指肠、空肠和回肠三个部分。肠道的长度因人而异，一般成年人的肠道长度在 6~8.5 米。其中，小肠的长度为 5~7 米，大肠的长度为 1~1.5 米。十二指肠是小肠的第一段，长约 30 厘米；空肠位置较高，连接回肠，长约 200 厘米；回肠位置较低，与盲肠相连，长约 100 厘米。大肠由盲肠、结肠和直肠组成，其中盲肠是大肠的起始部分，为一个盲囊，长 7~10 厘米；结肠是大肠的主要部分，长约 1.5 米；直肠则是排便的管道，长约 15 厘米。

肠道的内部表面积与肠道的长度相比远远超过预期。这是由于肠道表面有非常多的绒毛和肠壁皱褶来增加表面积，这种设计有利于吸收面积的增加，进而提高营养物质的吸收率。根据早期研究估算，正常人小肠内部表面积已经超过 200 平方米，大肠内部表面积为 150~200 平方米。

肠道也"穿了"四件衣服，由内到外依次是黏膜层、黏膜下层、肌层、浆膜层。

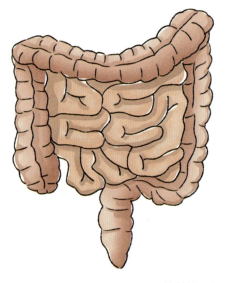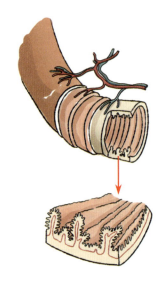

肠的结构："四层衣服"

◎ **肠道黏膜层**：直接面对肠内容物，在该层完成营养的摄取和吸收等功能。肠道黏膜层主要由以绒毛为代表的上皮细胞和固有层组成，其中绒毛依次排列，呈现出整齐的阶梯状，增加了表面积，有利于营养物质的吸收。黏膜泡和肠腺分泌黏液，并伴随脱落的上皮细胞共同堆积在表面，形成一层保护性覆盖物，用于润滑肠道、减少摩擦并防御损伤。

◎ **黏膜下层**：是连接黏膜层和肌层的过渡地段。

◎ **肌层**：与胃的肌层不同，肠道肌层有环状肌层和纵向肌层两层肌肉组织，分别呈环状和纵向排列。肌层的收缩可以促进肠道内容物向前推动，服务于肠道的运动功能。

◎ **浆膜层**：通常包括两部分，即腹膜和腹膜后脂肪。腹膜是围绕着腹腔器官的纤维厚壳。腹膜后脂肪是腹膜与后壁之间的一层脂肪，可以在一定程度上保护相关脏器，如吸收震荡、缓冲冲击。

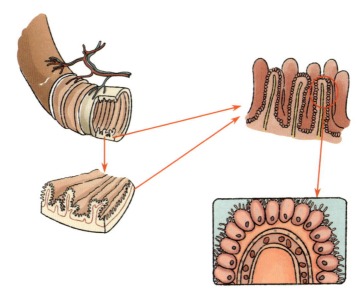

小肠壁结构："四层衣服"及小肠腺细胞

肠的功能　肠道有多种生理功能，其中较为重要的是营养吸收和废物排泄。

◎ **营养吸收**：小肠是营养物质的主要吸收部位。通过小肠壁的纤毛和肠腺分泌的消化液，摄取营养物质，包括蛋白质、碳水化合物、脂肪、维生素、矿物质以及水分，这些物质被吸收后进入血液循环并分配到全身各个器官和细胞。

◎ **排泄功能**：大肠是废物排泄的主要场所。大肠主要对固态废物进行处理和排泄，从而清除身体内的毒素和废物。肠黏膜下的球腺分泌的黏液则有助于软化粪便，以及将粪便、气体和液体排出体外。

◎ **其他功能**：肠道还有其他生理功能，如维持正常的肠道菌群，调节肠道免疫功能等。

二、无声的英雄——胃肠的细胞及分工

胃的细胞及分工　我们的胃是消化食物的关键器官，内部有多种不同类型的细胞，每种细胞都有其独特功能，这些功能直接影响着我们的消化和健康。

◎ **主细胞**：主要负责分泌胃蛋白酶原，这是一种消化酶，帮助分解食物中的蛋白质。当我们吃肉类或豆类等富含蛋白质的食物时，主细胞的作用尤为重要。它们的健康状态直接关系到我们能否有效吸收这些重要的营养成分。

◎ **壁细胞**：分泌对消化有多重作用的盐酸，盐酸能激活胃蛋白酶原，使其转化为活性状态，从而帮助分解食物。盐酸还可以杀灭进入胃内的细菌，减少食物引起的肠胃不适。另外，盐酸有助于维持胃内的酸性环境，这种环境有利于钙和铁的吸收，维持骨骼和血液健康。

◎ **上皮细胞和黏液细胞**：这些细胞分泌的黏液在胃内形成了保护层，就像是胃的"盾牌"，防止食物和胃酸对胃壁造成伤害，确保我们在享用美食时，不会因为食物的摩擦或酸性物质的侵蚀而感到不适。

◎ **内分泌细胞**：通过分泌各种激素来调节胃的功能。例如，G 细胞分泌的促胃液素可以刺激胃酸分泌，促进食物消化。通过调节这些激素的水平，身体能够有效应对不同种类的食物，确保我们在摄入丰富食物的同时保持健康。

小肠的细胞及分工　小肠内主要有两种腺体细胞，第一种是位于十二指肠黏膜下层的十二指肠腺；第二种是分布于整个小肠黏膜层的小肠腺。十二指肠腺主要分泌含黏液蛋白的碱性液体，主要作用是保护十二指肠黏膜上皮；小肠腺主要分泌小肠液，含有肠激酶，可以将胰腺组织分泌的胰蛋白酶原活化为胰蛋白酶，有利于蛋白质的消化。同时，小肠上皮内含有多种消化酶，有利于小肠对各类营养物质的吸收。

大肠的细胞及分工　主要有柱状细胞和杯状细胞，主要分泌大肠液。大肠液中含有少量二肽酶和淀粉酶，二者的主要作用是润滑大便和保护大肠黏膜。

三、胃肠是如何对抗有害微生物的

我们每天所吃的各种食物，并不是完全无菌的。一般情况下，我们摄入这些食物后并不会诱发身体的不适或者疾病，这到底是为什么呢？

这就要感谢我们胃肠道独特的免疫系统。是的，胃肠道不仅是人体消化、吸收营养物质的重要部位，还参与了人体的免疫调节。

首先，是我们的胃。胃酸的主要成分为盐酸，pH 0.9~1.5，如此强的酸度，可以直接杀灭90%以上的随着食物进入胃内的细菌。简单来说，除了某些特殊的致病菌，如幽门螺杆菌不能被杀灭，其他绝大部分细菌是可以被有效杀灭的。

其次，维持肠道免疫系统的最大功臣是肠道菌群。肠道里栖居着数百万细菌，至少包括1 000种类型，其中大多是共生菌（"共生"源自拉丁语，意为"在同一张桌子吃饭"）。共生菌对人类的消化功能至关重要，因为它们产生的酶可以帮助我们分解吃下去的碳水化合物（不能被人类细胞酶所分解的部分）。有些共生菌还能提供生命所需的维生素。此外，我们的这些细菌朋友对肠道环境具有良好的适应性，可以通过与病原菌竞争食物或位置的方式抵御病原菌。一句话，共生菌是人类的微生物"伴侣"。

肠道通过一层覆有黏液的上皮细胞，把数以千亿计的细菌和肠道组织分隔开来。大多数细菌是共生菌，与人类宿主之间存在有利的共生关系。然而，也有一些病原菌栖居在肠道中，能对人体造成严重伤害。两种类型的细菌都可以突破上皮屏障，被肠道免疫系统处理。

在肠道上皮细胞下面的固有层里，驻扎着一支"隐形部队"——巨噬细胞、树突状细胞和淋巴细胞。平时，它们安静守护，只对少量能钻过防线的细菌做"温柔处理"。比如，巨噬细胞会悄悄吞掉"入侵者"，但不释放大量"战斗信号"，避免引发全场的"火拼"。固有层里的B细胞则会制造一种叫IgA的特殊抗体，把"入侵者"打包送出体外，最后随着粪便排走。健康的肠道上皮细胞还会分泌"安抚信号"，让免疫系统保持冷静，把部分T细胞培养成"调节型T细胞"，帮助稳定"队伍"情绪。

不过，这支"部队"一直在扫描风险。如果发现"敌人"突破了上皮防线，形势就会瞬间升级——巨噬细胞会立刻发出警报，把T细胞转化为攻击型Th1或

Th17，引发炎症反应，激活更多的巨噬细胞，并从血液中召来中性粒细胞，全力阻击"入侵者"。

这种防御既有广覆盖——"武器"分散到肠道各个角落，确保能第一时间处理麻烦；又有局部性——打击范围尽量控制在出事的地方，不把整个身体拖进"战斗"。

第三节
胃肠的"情感连接"

一、为何我们的情绪会影响胃肠功能

生活中常会遇到这样的情况：我们的食欲会随着心情变化而变化，朋友聚会，心情愉悦，我们就吃得开心，进食量也比平时多；心情不好，压力大，我们就无心进食，甚至不吃东西也会有"饱腹感"。到底为什么会出现这种情况呢？归根结底，是因为我们的胃肠道受到的调节作用。

首先，我们的胃肠道受到外来神经（即交感神经和副交感神经）的调节，副交感神经兴奋，可以促进胃肠道的消化与吸收；交感神经兴奋，则可以抑制胃肠道的运动和分泌功能。情绪的变化直接引起人体交感神经和副交感神经的兴奋性变化，从而表现为抑制或促进胃肠道消化和吸收功能的作用，影响我们的胃肠功能。

其次，情绪影响胃肠功能还和胃肠道的内分泌功能有关，一些被认为是胃肠道的激素类物质也存在于中枢神经系统中，而原来被认为只存在于中枢神经系统中的激素类物质也在消化系统中被发现。这些在神经系统和消化系统中双重分布的信号分子，多数属于肽类激素，其中既包括来源于胃肠道的激素，也包括来源于中枢神经系统的激素，统称为"脑-肠肽"。情绪的变化直接引起脑-肠肽的变化，从而引起胃肠道功能的改变。

二、心理健康为何与肠健康相关

肠道受到神经系统及内分泌系统的调节，从而引发消化、吸收等一系列活动。因此，肠道其实是一个非常重要的"神经器官"，肠道内含有大约一亿个神经元，不仅如此，随着脑-肠肽的发现，肠道也被称为我们的"第二大脑"。所以，肠道和大脑的协作和人们的情绪以及心理健康水平息息相关。我们给大脑和肠道两个器官间起沟通作用的"桥梁"起了一个名字，叫作脑-肠轴，脑-肠轴包括中枢神经系统、中枢内分泌系统及中枢免疫系统，其中包括下丘脑-垂体-肾上腺轴，自主神经系统中的交感神经系统、副交感神经系统，肠神经系统，以及肠道中的微生物群。这些"桥梁"相互影响并调控全身各种生理功能，从脑部早期发育到晚期老年神经系统疾病，皆与这些"桥梁"有着密切关系。

部分神经系统的激素类物质存在于胃肠道中，而胃肠道中的激素类物质也在神经系统中被发现，这些共同的物质既可以影响胃肠道功能，也可以影响脑部活动。情感障碍，如焦虑症和抑郁症，人体会分泌不同的激素类物质，这些物质不仅会引起大脑功能受损，还会影响我们的胃肠道功能。另外，也有研究发现，严重心理疾病患者肠道内的菌群种类也会发生改变，菌群受损不仅会引起胃肠道功能受损，同时也会影响部分大脑功能，从而加重心理疾病的病情。

第二章
胃肠道间质瘤——
无害的朋友或潜在的幽灵

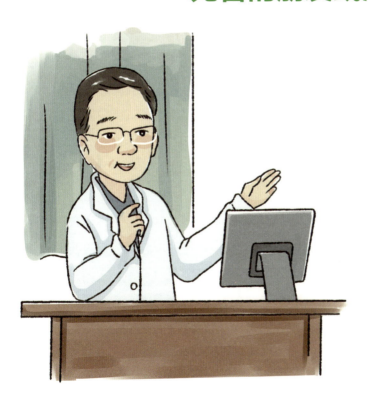

第一节
细胞的"社交舞会"

一、舞步与节奏——正常细胞是如何工作的

所有生命都源于一个细胞。这个细胞经过分裂，形成两个、四个以至无穷个，它们各司其职，在我们的身体里分工合作，和平共存。每一天都有无数衰老细胞死去，又有无数新细胞生长。细胞有复杂的结构，整体上可分为细胞膜、细胞质和细胞核。人体有 40 万亿 ~60 万亿个细胞。细胞们在身体里每天精神满满、无休无眠地工作着。红细胞在血管里孜孜不倦地为其他细胞运输氧气和二氧化碳；哪里有细菌、病毒、寄生虫入侵，游走在血管壁中的白细胞都会在第一时间赶赴现场；还有血小板，会制造血痂堵住伤口，防止后续病毒、细菌的入侵……也许我们感受不到，但我们的身体里无时无刻不在发生动态变化。细胞要么在新生、成长、增殖，或者在充当"健康战士"，奋勇杀敌，消灭外来有害"入侵者"。

二、加速旋转——突变的细胞如何影响胃肠

正常情况下，细胞分裂会受到基因控制，不会无节制地分裂、增长。当基因指导失控时，细胞就会无节制地分裂、增长，最终形成肿瘤。一般细胞分裂 50~60 次后就会结束它的一生；肿瘤细胞因为变异而失去了分裂的上限，逐渐破坏人体组织。人体内各种正常组织中细胞都在不可避免地积累突变。通常，这些突变不会对体细胞的表型和功能造成明显影响，然而如果部分突变发生在一些与细胞增殖和死亡相关的重要基因上时，携带突变的体细胞很可能因此获得生长和竞争优势，造成体细胞突变克隆的形成及扩张，最终导致疾病和衰老的发生。当

人体内防癌能力被减弱或抑制时，肿瘤细胞就会继续增殖，经过 8~10 年的累积，在 3~5 年内由量变到质变，最后在几个月内恶化成临床可见的癌症。研究发现绝大多数被确诊为胃肠道间质瘤（gastrointestinal stromal tumor，GIST）的患者体内存在 *c-KIT* 或 *PDGFRA* 基因突变，上述基因突变可导致细胞的异常生长和增殖，引起胃肠道间质瘤。

第二节
细胞是如何失控的

一、突变——细胞内的"输入错误"

什么是基因突变呢？基因突变，是指基因在结构上发生了碱基对的组成或排列顺序的改变。具体来说，是指 DNA 分子中的核苷酸序列突然发生的、具有遗传性的变异现象，导致遗传密码编码信息改变，基因表达发生改变。这种改变就像在 DNA 的遗传密码中打错了字，所以基因突变常被比喻为细胞内的"输入错误"。

基因突变通过多种方式影响细胞行为，其中包括细胞的增殖、分化、蛋白质合成、凋亡、代谢及信号传导等。这些影响导致细胞生长失控、组织功能异常。基因突变是生物进化的重要因素之一，也是癌症、遗传性疾病等多种疾病的重要诱因。了解基因突变的机制和影响，有助于我们更好地理解癌症等疾病的发病机制，为疾病预防、诊断和治疗提供新的思路和方法。

二、突变的结果——超脱的跳跃

在正常的细胞生长和死亡过程中，基因表达和调控发挥着重要作用。基因通过复制和转录过程将遗传信息传递给下一代细胞使其正常地分化或凋亡。基因突变可能影响这些调控过程，使得细胞内的遗传信息发生改变，从而影响细胞的正常生长和分化。

此外，基因突变也可能影响细胞凋亡和细胞周期的调节过程，导致细胞生长异常或死亡。这些变化可能使细胞过度增殖或发生恶性转化，导致肿瘤的形成和生长。

胃肠道间质瘤的形成同样与基因突变有着密切的联系，对于其发病机制，目前普遍认为由于 *c-KIT* 或 *PDGFRA* 基因发生突变，使得酪氨酸激酶持续活化，激活了细胞中的信号传导通路，从而激活细胞周期，使增殖活跃、凋亡减少，最终引发肿瘤。

第三节
胃肠道间质瘤的起源—— 一群特殊细胞的突变

一、起搏器细胞——间质细胞的起源和作用

胃肠道间质瘤（gastrointestinal stromal tumors，GIST）是一类起源于间质卡哈尔细胞（interstitial cells of Cajal，ICC）的间叶组织肿瘤。1893 年西班牙神经解剖学家卡哈尔在胃肠道自主神经系统中首次发现 ICC，它的起源可以追溯到胚胎发育时期，衍变自中胚层。研究发现，ICC 的形态多种多样，与平滑肌近似，但不属于平滑肌，也不是神经细胞，而是一类介于成纤维细胞与神经细胞之间的特殊间质细胞，与神经密切相关。

ICC 以网状结构广泛分布于消化道中，尤其在胃、小肠和结肠，一部分 ICC 类似于心脏窦房结区的起搏细胞，是胃肠道基本电节律的起搏点。作为起搏细胞，ICC 能够产生和传播慢波电位。另一部分 ICC 则参与平滑肌细胞的激活，进行神经递质信号转导和胃肠基本电节律调控，从而共同引发胃肠道平滑肌的收缩，起到调节胃肠道蠕动的作用。

因此，ICC 参与了许多胃肠道相关疾病，如在慢性胆囊炎和胆囊腺癌等疾病中，ICC 的分布和数量可能发生改变，进而影响胃肠道慢波电位的传播及调节，从而导致胃肠道动力障碍性疾病的发生，如胃轻瘫、肠道传输障碍。

二、一场疾病的酝酿——间质细胞的突变

间质细胞是一类多能干细胞，正常情况下，间质细胞通过特定的细胞因子及路径分化为多种类型的细胞，如神经、肌肉、骨骼等细胞，以满足人体的各种需

要。但当间质细胞发生突变时，可能失去对特定细胞因子及正常路径的识别，导致错误分化或持续增殖，为疾病的发生埋下伏笔。间质细胞突变主要出现在一些特定疾病中，如胃肠道间质瘤。我们知道，GIST 起源于胃肠道壁的间质卡哈尔细胞，其特征是酪氨酸激酶受体 *c-KIT*（CD117）、血小板衍生生长因子受体 α（*PDGFRA*）激活、突变。这些受体在正常生理条件下调控正常细胞增殖和生存，但在突变情况下，它们可以持续激活，导致不受控制的细胞增殖、生长、关键蛋白异常表达，从而导致 GIST 的形成和发展。

第四节
突变触发器知多少

一、胃肠道间质肿瘤的突变原因

GIST 的突变原因与其独特的遗传背景和分子机制有关。

基因突变 GIST 发生的主要原因是异常的基因改变，如 *c-KIT* 和 *PDGFRA* 基因突变。在 GIST 中，这些突变可能促进肿瘤的生长和扩散，甚至向恶性方向发展。少数人从生下来就携带 *c-KIT* 突变基因，也有些人后天出现基因突变。不管这些突变是先天存在，还是后天继发的，都有可能遗传给子孙后代，从而导致 GIST 的发生。

遗传易感性 部分 GIST 患者可能存在遗传易感性，所谓的"遗传易感性"就是他们天生更容易发生 *c-KIT* 或 *PDGFRA* 基因突变。

环境因素 尽管机制尚不清楚，但某些环境因素，如长期暴露于某些化学物质（农药、油漆、石油产品等）和重金属（汞、铅、砷等）、不良的生活方式（吸烟、饮酒等）及饮食习惯（高蛋白、高脂肪等），使用部分药物（长期服用非甾体抗炎药等），可能增加 GIST 的发生风险。

表观遗传学改变 所谓"表观遗传学"，是指在不改变基因 DNA 序列的情况下，通过对基因表达进行调控而产生的遗传效应。表观遗传学的异常可能导致 *c-KIT* 或 *PDGFRA* 基因的异常表达，从而促进肿瘤的发生与发展。

基因扩增 在某些 GIST 中，*c-KIT* 或 *PDGFRA* 基因的扩增可能导致这些基因的过度表达，从而促进肿瘤生长。

信号通路异常 除了 *c-KIT* 和 *PDGFRA*，其他肿瘤信号通路（如 *RAS*、*BRAF*、*MEK*、*ERK* 途径）的异常也可能在 GIST 的发展中起作用，尚需要进一步研究。

随着对 GIST 表观遗传学及分子生物的深入研究，更多 GIST 早期诊断以及精准治疗策略，如全基因组甲基化检测、针对特定突变的激酶抑制剂，正在被开发并用于临床实践中。对于 GIST，仍有很多未知因素等待我们去研究，以期为患者提供更个体化的早期诊断及治疗选择，如果担心家人或自己发生 GIST，建议定期进行体检，特别是人到中年，定期进行胃镜检查特别重要，可以做到早期诊断、早期治疗。

二、胃肠道间质肿瘤与其他常见胃肠道肿瘤的差异

GIST 与其他常见胃肠道肿瘤相比，主要区别如下。

基因表达　GIST 起源于 ICC，研究发现，几乎所有 GIST 都要表达 *c-KIT* 原癌基因，所以 GIST 的特征是酪氨酸激酶受体 *c-KIT*（CD117）、血小板衍生生长因子受体 α（*PDGFRA*）激活、突变。其他常见胃肠道肿瘤，如胃癌、肠癌，可能涉及其他特异的遗传改变和信号通路异常，如 *HER-2*、RAS、BRAF 信号通路。

起源和发生部位　GIST 起源于胃肠道（包括胃、小肠、大肠、食管）的间叶组织，通常属于胃肠管壁中间层，尤其是 ICC。其他常见胃肠道肿瘤，如胃癌、肠癌，起源于胃肠道最内层的黏膜上皮组织。

临床行为　尽管大多数 GIST 表现为良性，但仍具有向恶性肿瘤转化的潜能。患者的生存状况主要取决于 GIST 的大小、基因突变类型以及有丝分裂活跃程度。与此不同，其他常见的胃肠道肿瘤，如胃癌、肠癌和平滑肌肉瘤，自发生之初即为恶性。

治疗和预后　不同类型的胃肠道肿瘤可能对不同的治疗药物敏感，因此预后，如生存时间，并不相同。GIST 对酪氨酸激酶抑制剂（TKI），如伊马替尼通常有较好的治疗反应。*HER-2* 阳性的胃癌患者对曲妥珠单抗治疗反应较好，结直肠癌患者对西妥昔单抗、贝伐珠单抗治疗反应较好。

总体来说，GIST 从基因表达、起源和发生部位、临床行为、治疗和预后等方面与其他常见胃肠道肿瘤有显著差异，这些特点使得 GIST 成为一种独特的病变。尽管 GIST 在胃肠道肿瘤中的发病率不高，仍然需要为其制订具有针对性的治疗和管理策略。

第三章
胃肠道间质瘤的日常探究

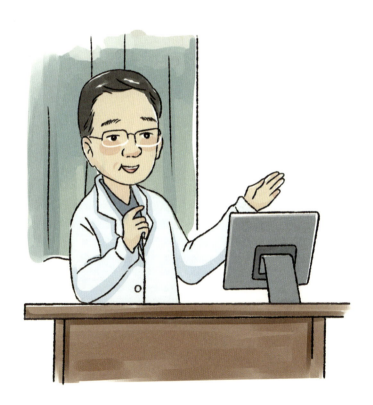

第一节
我的胃肠不舒服——真的是吃坏东西了吗

一、胃痛与肠痛——区分日常不适与疾病先兆

GIST 早期很隐蔽，可能没有任何征兆，只有肿块长大到一定程度，影响到胃肠功能时，患者才会感觉到腹痛，如果在上腹部伴有泛酸或反胃，可能是胃痛，而肠痛常在中下腹部，伴有胀气或大便不正常。这些症状和日常胃肠疾病没有太大区别，因此 GIST 并没有特异性。

二、应该何时寻求医生的帮助

如果出现反复腹部不适超过 3 天，就应该及早去医院消化科、普通外科、胃肠外科等就诊。医师询问病情、做过体检后，会建议患者去做胃肠镜检查和腹部 CT 检查。

三、良性和恶性胃肠道间质瘤的不同表现

通过胃肠镜检查，如果 GIST 直径小于 2cm，大多数是良性的。随着肿块增大，恶性程度会逐渐增加。

第二节
看不见的线索——风险因素与警告信号

一、现代医学如何发现胃肠道间质瘤

　　GIST 临床症状的不同主要与肿瘤的部位、大小和生长方式有关，无明显临床特异性。有的患者以远处转移为首发症状，大约 1/3 的患者没有相应临床表现，常是在胃肠镜检查或常规体检时意外发现胃肠道管壁隆起性肿瘤病变，进一步进行超声内镜检查能探明消化道管壁黏膜下肿瘤的性质。内镜下采集肿瘤组织进行常规病理及免疫组织化学检查，能明确是否为 GIST。进一步进行基因检测有助于明确 GIST 的分型，并指导靶向治疗。CT、磁共振成像（MRI）等影像学检查可明确肿瘤的位置、大小、形态，为临床分期提供可靠依据。

二、DNA 中的秘密——家族遗传与胃肠道间质瘤

　　GIST 病因至今不明，现认为 80% 的 GIST 患者酪氨酸激酶受体 *c-KIT* 基因存在突变，5%~10% 的患者血小板衍生生长因子受体 α（*PDGFRA*）基因存在突变；10%~15% 的患者没有 *c-KIT* 和 *PDGFRA* 基因突变，但存在其他基因或蛋白的异常。某些遗传性疾病，如卡尼综合征、神经纤维瘤病Ⅰ型，可能增加患 GIST 的风险。

三、可能的隐患——环境因素

　　GIST 的影响因素目前尚无明确结论，但土壤、水源中的微量元素，环境中的放射性因素等可能与胃肠道间质瘤的发病相关。

四、身体的警告——早期症状与容易被忽视的征兆

　　患者早期一般无明显症状，随着疾病进展，部分患者有早饱、吞咽困难、腹胀等症状；少数患者有恶心、呕吐、呕血、黑便等症状；极少数患者伴有甲状腺功能减退（简称"甲减"）、低血糖、呼吸困难等。当出现早饱、恶心、呕吐、腹痛、腹胀及呕血、黑便等症状时，应及时就医；若在常规体检或者其他检查中发现疑似 GIST，应尽快于专科就诊。

第三节
从疑惑到确诊——胃肠道间质瘤患者的真实故事

一、王大爷的故事

王大爷今年 68 岁，1 年前就出现了早饱、恶心、呕吐、上腹痛等症状，但未引起他的重视。后来，王大爷发现出现黑便、进食后有哽噎感，自认为是"胃炎"，依然未予注意。3 个月前，王大爷连续数日出现黑便，之后突发昏厥、四肢冷汗等情况。面对这种情况，家属立即带王大爷前往医院胃肠外科就诊。

二、胃肠外科医生：患者的疑惑和焦虑

王大爷就诊后，检查结果如下。

血常规：血红蛋白 74g/L。

胃镜：胃底-贲门新生物。

病理学检查：胃肠道间质瘤（胃底贲门），局灶伴糜烂。

免疫组织化学检查：Ki-67（35%+），CD34（3+），CD117（大部分+），Dog-1（大部分+）。

CT：胃占位病变合并贲门右区淋巴结转移可能大，肝内多发异常强化影，考虑为转移瘤。

就此，王大爷被确诊为晚期胃底胃肠道间质瘤。因疾病已属晚期，无手术指征，根据专家会诊意见，王大爷将服用甲磺酸伊马替尼治疗。服药 2.5 个月后，王大爷病情好转，复查血常规显示血红蛋白 86g/L，腹部 CT 提示"胃肠道间质瘤治疗后胃底贲门区肿块较前稍缩小"。在医生的建议下，王大爷继续口服甲磺

酸伊马替尼治疗。

三、与时间赛跑：早期诊断的重要性

虽然王大爷就诊时疾病已属晚期，但服用甲磺酸伊马替尼治疗后病情得到缓解，生活质量明显提高。如果王大爷在 1 年前刚出现消化道症状时就能及时检查、诊断，在没有出现远处转移的情况下，通过手术切除，5 年生存率可超过50%，可见越早诊断，GIST 患者的治疗效果及预后越好。

第四章

不是每个间质瘤都一样——
不同的敌人，不同的策略

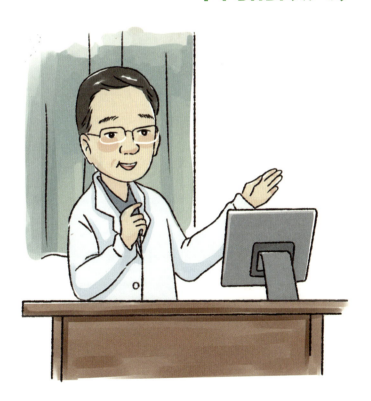

第一节
不是每个胃肠道间质瘤都一样

核分裂象、肿瘤大小、位置、是否破裂等特性可以提示 GIST 转移与复发等恶性潜力，具体可分为低度、中度和高度三种。不同恶性潜力的 GIST 具有不同的症状和发展特性，其中高度恶性潜力 GIST 被认为最具侵袭性。

不同部位 GIST 的危险度评估标准

核分裂数/50HPF	大小/cm	胃	十二指肠	空/回肠	直肠
≤5	≤2	无（0%）	无（0%）	无（0%）	无（0%）
	>2~<5	极低度（1.9%）	低度（4.3%）	低度（8.3%）	低度（8.5%）
	5~10	低度（3.6%）	中度（24%）	*	*
	>10	中度（10%）	高度（52%）	高度（34%）	高度（57%）
>5	≤2	*	*	*	高度（57%）
	>2~<5	中度（16%）	高度（73%）	高度（50%）	高度（52%）
	5~10	高度（55%）	高度（85%）	*	*
	>10	高度（86%）	高度（90%）	高度（86%）	高度（71%）

注：*，无相关数据。

一、低度恶性潜力的胃肠道间质瘤

低度恶性潜力 GIST，被认为无转移风险或转移风险极低。

核分裂数≤5/50HPF 且肿瘤直径≤2cm 的 GIST，即为小 GIST 和微小 GIST，一般认为属于低危。

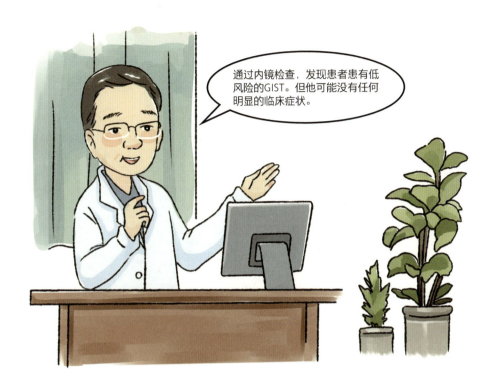

通过内镜检查，发现患者患有低风险的GIST。但他可能没有任何明显的临床症状。

　　绝大多数小 GIST 无明显临床症状，主要通过超声内镜（EUS）、内镜、CT 或 MRI 等检查或者术中探查发现。

二、中度恶性潜力的胃肠道间质瘤

　　中度恶性潜力的 GIST 较低度恶性潜力者具有更加旺盛的核分裂象、更大的肿瘤体积、更高的肿瘤破裂风险或者处于更易发生转移的解剖部位，如十二指肠、结肠。这些中度恶性潜力的 GIST 具有较低度恶性潜力 GIST 更高的转移概率及肿瘤相关病死率，它们进展更快、病灶更大，对机体局部和全身的影响逐渐加重，从而产生一系列较为明显的非特异性症状，如乏力、发热、腹部不适、腹胀、腹痛以及消化道出血等表现。

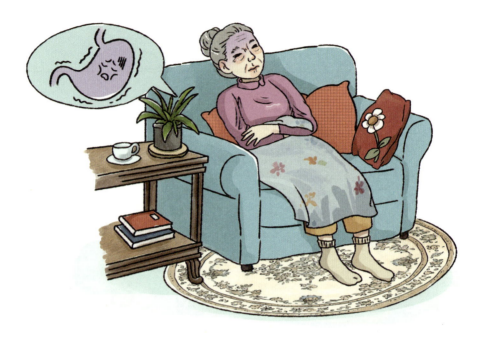

GIST 患者的症状表现

三、高度恶性潜力的胃肠道间质瘤

对于核分裂数<5/50HPF，肿瘤直径>10cm，除胃部GIST外，均被视为高危；核分裂数>5cm，除胃部直径>2cm且≤5cm的GIST被认为是中危外，其他均被认为是高危。

高度恶性潜力的GIST为何被认为最具侵袭性？以胃部GIST为例，中危GIST转移率及肿瘤相关病死率分别为12%及16%，而高危GIST的转移率及肿瘤相关死亡率可以达到55%及86%。

高度恶性潜力GIST往往核分裂数高、直径大、解剖位置不良、转移可能性大，被认为最具侵袭性，需要进行更加合理的、系统化的干预。

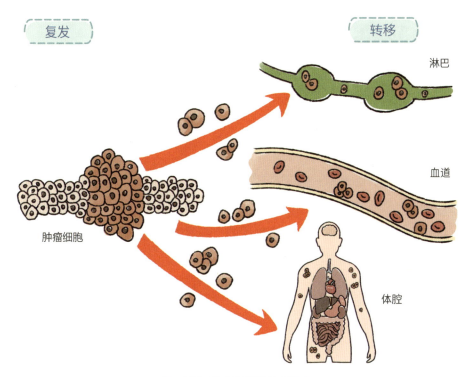

淋巴

血道

肿瘤细胞

体腔

胃肠道间质瘤的常见转移途径

第二节
肿瘤细胞的形态和特点

一、组织切片下的世界

　　病理检查的目的是判断病变的性质（如肿瘤或炎症）、明确疾病的最终诊断。如果是肿瘤，还需要判断肿瘤的良恶性（部分肿瘤还有中间性）。由病理医生这位"法官"出具的病理报告是疾病性质的"判决书"。病理诊断的结果直接关系到临床医生对疾病整体治疗方案的选择，以及对预后的评估。总而言之，临床医生从患者身上取下病灶组织或细胞，而病理医生则对采集的样本进行病变性质分析。一块离体组织被送到病理科，经过多个步骤的处理，最终变成一张张组织切片，病理医生通过苏木精-伊红染色法（简称"HE 染色法"），对细胞进行着色，就像烧制玻璃时加入色素就能最终得到彩色玻璃一样，HE 染色法能帮助病理医生在显微镜下辨识不同细胞的形态和各类组织的细微结构。

　　GIST 起源于间叶组织的卡哈尔细胞，这与起源于胃肠道黏膜组织的胃癌或肠癌不同。如果将我们的器官比喻为一座屋子，实质细胞就是"砖瓦"，间叶组织就是将实质细胞连接起来的"水泥"和"钢筋"。由于间叶组织遍布消化系统，故 GIST 可能发生在消化道的任何部位。

　　显微镜下观察，GIST 由梭形细胞、上皮样细胞或上述两种细胞由不同比例混合构成，大部分 GIST 主要由梭形细胞构成，常可见细胞核旁空泡改变。镜下观察到的 GIST 组织形态多样，细胞排列可以呈旋涡状、花边状、栅栏状、菊形团样、古钱币样等多种结构；肿瘤中胶原丰富，细胞稀少，血管壁玻璃样变性明显，并可伴有黏液样变性。

　　依据肿瘤细胞形态，可将 GIST 分为梭形细胞型、上皮样型和梭形细胞-上皮样混合型 3 种主要亚型，少见类型主要是去分化型，上述类型 GIST 的发病率依次递减。整体而言，GIST 的组织形态以经典的梭形细胞型为主（≥70%）。此外，肿瘤间质也可有胶原化、骨化/钙化、黏液样变性、炎性细胞浸润、出血坏死和囊性变等改变。

梭形细胞型　占 50%~70%。主要由形态相对一致的梭形细胞组成，肿瘤细胞的密度、异型性和核分裂象因患者而异。在部分 GIST 患者中，肿瘤细胞的细胞核端有空泡形成。肿瘤的梭形细胞多呈束状或交织状排列，有时可见器官样、假菊形团样或栅栏状等多种排列方式。少数患者肿瘤细胞具有多形性。

上皮样型　占 20%~40%。肿瘤细胞呈上皮样、圆形或多边形，胞质可淡染、嗜伊红色或呈透亮状，少数患者可呈印戒细胞样或蜘蛛网状细胞样。肿瘤细胞多呈弥漫片状、巢状或结节状排列。少数患者的肿瘤细胞具有多形性。

梭形细胞-上皮样混合型　占 10%。由梭形细胞和上皮样细胞混合组成，两种成分之间可有相对清楚的界限，也可有相互移行的情况。

二、胃肠道间质瘤的免疫组织化学特点

HE 染色法能帮助病理医生在显微镜下辨认细胞的种类、来源以及分化方向，但有时还需要特殊染色技术用以显示细胞内外的特殊化学物质，如细胞分泌的黏液、蛋白等。很多情况下，尤其是肿瘤细胞往往呈现细胞的异型性，要清楚辨别这些长相怪异的细胞并确定病理诊断的结果，仅凭上述染色方法是不够的，这时病理医生就会采用免疫组织化学染色的方式帮助诊断疾病。

免疫组织化学（IHC）是应用抗原与抗体特异性结合的原理，通过化学反应，使标记抗体的显色剂显色，确定组织细胞内抗原，对其进行定位、定性及相对定量的研究。简单来说，免疫组织化学染色就是可以把特定的细胞染上颜色。什么是"特定的细胞"呢？就是表达某种抗原的细胞。

想象一下幼儿园里一个班的小朋友分散在人山人海的公园，如果这时随手拍一张人群的照片，如何才能在照片中快速地把这个班的小朋友识别出来呢？有一个办法就是给这个班的小朋友都戴上小红帽，只要看到小红帽，就知道是这个班

的小朋友。公园里的每一个人，就像一个细胞，而免疫组织化学染色，就是小朋友头上的小红帽。但是真实情况要复杂得多，有时小朋友调皮没戴帽子，有时不明真相的路人自己买了红色帽子戴。因此，如果这个班的小朋友能穿着同样的制服、戴着同样的小红帽、手上都拿着小红旗……那么在多种特征标志共存的情况下，辨认这个班的小朋友就更容易了，辨别组织中特定的细胞群也是这个道理。总而言之，免疫组织化学染色能提供更多信息，帮助病理医生确定细胞的来源、种类，虽然仅凭免疫组织化学染色不能一锤定音地做出诊断，但在病理诊断的综合考虑中，免疫组织化学染色结果是一项重要的参考标志。

GIST 免疫组织化学的特征是细胞表面抗原 CD117（*c-KIT* 蛋白）阳性，CD117 在 GIST 的细胞膜和细胞质中广泛表达，而在所有非 GIST 的肿瘤细胞内均不表达，CD117 的高灵敏性和特异性使得它一直是 GIST 的确诊指标。Dog-1（Discovered on GIST-1）也是一个具有特异性的 GIST 标记物，尤其适用于 CD117 和 *PDGFRA* 突变基因检测阴性的 GIST 的诊断。CD117 在这时成为辨认 GIST 的那顶小红帽，Dog-1 就像是小朋友手上举着的小红旗。此外，临床诊断工作中也常用细胞表面抗原 CD34 作为诊断的参考标志。在多重免疫组织化学标记的情况下，病理医生能够更准确地诊断 GIST。

第三节
基因检测——从 DNA 解读真相

一、关键基因突变与胃肠道间质瘤

蛋白质在人的一生中发挥着举足轻重的作用，每个人相对独特的基因是生产蛋白质的可靠依据。当一个人的基因发生突变，就好似一台印刷机的模板出了问题，会打印出错误的文本；在人体中，一旦发生基因突变，有关某个或某些基因的一系列生命活动都可能产生混乱，致使和该基因有关的蛋白质脱离正常的形态或功能，从而产生疾病，GIST 的产生就与一些关键基因突变有着直接关系。

总的来说，GIST 要有三种类型，分别对应三种类型的基因突变。

干细胞因子受体突变型　70%GIST 患者的突变属于这种类型，作用于蛋白质上的突变大多集中在靠近细胞膜的内外两侧区域和激酶区域，其中又以靠近细胞膜内侧的突变为主（外显子 11），占该类型突变的 60%。

从定义上来看，外显子是最后出现在成熟核糖核苷酸中的基因序列。通俗来说，如果基因是内部传阅的新闻稿件，外显子就是最终报道呈现的一部分信息。

在理解了外显子的基础上，我们接着来看 GIST 发生的部位。涉及细胞膜内侧突变的 GIST 可以发生在整个胃肠道，而涉及细胞膜外侧区域突变（外显子 8 或 9）的 GIST 则大多发生在小肠、大肠或结肠中。

注：激酶是一种可以催化基团转移的特殊酶类，把激酶看作在城市间搬运货物的小车，通过这样的交通工具，货物也就是分子基团在不同的化学物质之间高效移动。

血小板源性生长因子受体 α 突变型　相对于干细胞因子受体突变的 GIST，这种类型的突变只占总患病人数的 15% 左右，相对较少，并以外显子 18 负责的 *D842V* 基因突变为主，占突变患者的 70%。血小板源性生长因子受体 α 突变的

GIST 几乎只出现在胃部，相较于干细胞因子受体突变的 GIST，肿瘤细胞更加懒惰，恶性增殖和进食营养物质的效率和欲望均不高。

野生型突变　涉及多种和干细胞因子受体、血小板源性生长因子受体 α 无关的基因突变，约占成人 GIST 的 10%。在临床中，诊断为这种突变类型的患者往往是年轻人，并以女性患者症状更为显著。

在野生型中，涉及神经纤维瘤病变的 GIST 在神经纤维瘤病 I 型基因的双等位基因上存在突变，临床上这种 GIST 通常发生在小肠和胃部，患者体内琥珀酰脱氢酶的活性明显降低。

基因突变的原因通常是复杂的，涉及个体自身的基因因素和外部环境持续的刺激；总的来说，GIST 的形成与演变不是一蹴而就的，不良因素的积累导致其产生。

在生活中，我们应当健康饮食、保持运动，建议每 3 年去医院进行胃镜、肠镜检查以了解消化道基本情况。其实基因突变并不可怕，只要及时发现、积极治疗，就可以最大程度对疾病进行控制并维护自己的生活质量。那么如何及时发现基因突变并确定突变类型呢？基因检测作为当前重要的诊断手段应运而生。

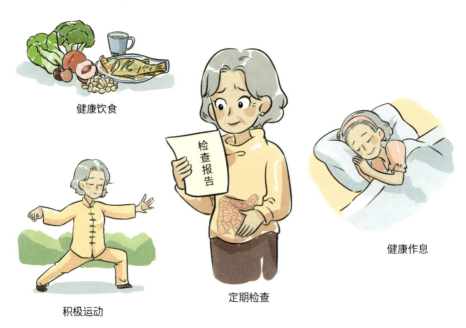

健康饮食

积极运动

定期检查

健康作息

健康的生活方式以及定期体检是我们维护健康的"好助手"

二、基因检测的重要性——预测治疗反应与预后

基因检测，作为一项精准的诊断技术，将解决与基因突变相关的众多问题。基因检测能对疾病的治疗反应做出预测，并且对治疗结局做出初步判定，为医生的临床决策提供依据。对于 GIST 患者，可以通过基因检测判断肿瘤的良恶性，从而预测治疗反应和预后，对 GIST 患者有着极大的价值。

不同基因突变类型具有不同肿瘤生物学性质　不同基因突变的 GIST 患者其肿瘤的侵袭性略有不同。原发性 *PDGFRA* 突变和野生型都拥有相对较好的生物学性质，侵袭性较低，而 *c-KIT* 突变则不然。此外，同样为 *PDGFRA* 突变，外显子 18 突变比外显子 12 突变生物学性质更好，但即便是外显子 12 突变，其手术治愈率也很高。*c-KIT* 突变中，生物学性质较好的是外显子 17 和外显子 13 突变，这两种突变相对较少。外显子 11 和外显子 9 突变是 GIST 中较为常见的两种原发性突变，但在生物学性质上均不好，不同类型外显子 11 突变差异很大，外显子 9 突变对后期治疗反应不敏感。重复性突变的生物学性质最佳，治疗反应敏感，预后较好，而缺失性突变，特别是插入缺失性突变预后最差，外显子 11 点突变生物学性质位于前两者之间。

缺失性突变中缺失密码子的长度和生物学性质相关。缺失 1 个密码子的GIST 与点突变的生物学性质类似，缺失 2 个及以上的密码子，其生物学性质与插入缺失性突变类似。在野生型 GIST 中，最常见的是琥珀酸脱氢酶缺陷型（ succinate dehydrogenase complex mutation，SDH mutation ），SDH 缺陷型与 *c-KIT* 外显子 11 这种原发性基因突变相比，其总生存率远远好于后者。

在临床上，通过穿刺获得标本进行基因检测确定突变类型，一方面有助于医生确诊 GIST，同时也有助于医生大致判断患者的治疗反应，有利于制订合理的治疗目标、判断治疗效果及预后。

不同基因突变类型需要采用不同治疗药物　一旦通过基因检测确定基因突变的结果，可直接影响到 GIST 的最佳治疗药物的选择。在同种药物的治疗下，

不同的突变类型会有不同的治疗反应。以靶向治疗药物伊马替尼为例，如果是 c-KIT 外显子 11 突变，推荐每天使用 400mg 伊马替尼；c-KIT 外显子 9 突变，推荐每天使用 800mg 伊马替尼。即使 c-KIT 外显子 9 突变患者伊马替尼的每天使用剂量为 800mg，其整体疗效依然不如 c-KIT 外显子 11 突变的患者。

PDGFRA 外显子 18 D842V 突变，推荐每天使用 300mg 阿法替尼，可以使大多数患者的肿瘤退缩、疾病稳定，且持续时间平均超过 27 个月。对于野生型 GIST 患者，依然推荐每天使用 400mg 伊马替尼，但研究发现野生型 GIST 患者存在 SDH 突变或 NF1 突变时，每天使用 400mg 伊马替尼无法控制病情。因此，基因检测结果对于治疗有着重大意义。

综上所述，不同基因突变类型的 GIST 有着不同的肿瘤生物学性质，影响着药物种类的选择，也同样影响着治疗反应和预后。因此，使用基因检测技术确定基因突变类型，对于 GIST 患者的诊断及治疗具有重要意义。

三、未来的方向——新的基因变异和靶向治疗

随着对分子发病机制的深入了解和靶向治疗的出现，大多数 GIST 的特征是 c-KIT 或 PDGFRA 基因突变。为抑制异常 c-KIT 和 PDGFRA 突变而开发的新型小分子酪氨酸激酶抑制剂（TKI）已被批准用于治疗晚期 GIST。伊马替尼作为第一个被获批用于 GIST 的治疗药物，使大多数患者受益。但随着继发性突变的发展，几乎所有患者都会对伊马替尼耐药，随后舒尼替尼、瑞戈非尼和瑞派替尼被批准用于对伊马替尼耐药的患者。阿法替尼具有强活性，被批准用于治疗 PDGFRA D842V 突变。未来的进展有望来自下一代 TKI 的开发，如 Bezuclastinib（CGT9486）、THE-630、IDRX-42 和 NB003(原 AZD3229)，以及对致病过程的抑制，如 ETV1（binimetinib）、Hsp90（pimitespib）、PI3K/Akt/mTOR 通路（依维莫司）和针对 SDH 缺陷型 GIST 的靶向治疗，如 Rogaratinib（BAY 1163877）。以下为三个主要治疗方向。

克服 c-KIT 耐药突变 对 TKI 耐药通常是由 ATP 结合域内的继发突变（外显

子 13/14 突变）或激活环（外显子 17/18 突变）引起的。大多数获批的 TKI，如伊马替尼和舒尼替尼，是 II 型抑制剂，仅在激酶结构域失活时才能起到阻断效果。然而，某些激活环突变，如 *c-KIT* 外显子 17 D816V，可以稳定活性构象，针对这种情况，I 型抑制剂具有极大应用前景，因为其可以抑制活性构象。

◎ **贝祖拉替尼（Bezuclastinib，CGT9486）**：是一种口服 I 型 TKI，对原发性 *c-KIT* 外显子 9 和 11 突变以及继发性 *c-KIT* 外显子 17/18 突变（包括外显子 17 D816V 突变）具有高体外活性。

◎ **IDRX-42**：是一种高选择性 II 型 TKI，对常见的原发性和继发性 *c-KIT* 突变具有广泛活性，如外显子 13。IDRX-42 在患者来源的多重耐药 GIST 异种移植小鼠模型中的临床前测试显示肿瘤缩小、有丝分裂减少。

◎ **THE-630**：是一种口服泛 TKI，可以抗原发性和继发性 *c-KIT* 突变活性。THE-630 在 GIST 中的临床前测试表明，对 ATP 结合域和激活环突变均具有有效的抑制作用。在 ATP 结合域突变（如 V654A）中，与瑞派替尼相比，THE-630 产生更大的肿瘤生长抑制作用。在 N822K 和 D820A 等激活环突变中，THE-630 分别优于舒尼替尼和瑞派替尼。

◎ **NB003（原 AZD3229）**：为具有 *c-KIT* 和 *PDGFRA* 突变的 GIST 的泛抑制剂。临床前体外试验表明，与伊马替尼和其他批准的药物相比，对原发性和继发性 *c-KIT* 突变具有更强效果。

操纵相关通路

◎ **ETS 转录因子家族成员 *ETV1***：其表达是 GIST 肿瘤生长所必需的，而 *c-KIT* 激活促进 ETV1 的表达和稳定性。伊马替尼和贝美替尼（Binimetinib，MEK162）联合使用，对于抑制 *c-KIT* 和 *ETV1* 显示出协同作用。

◎ **热休克蛋白 90（Hsp90）**：是 *c-KIT* 和 *PDGFRA* 蛋白折叠所必需的伴侣分子。TAS-116 是一种新型 Hsp90 抑制剂，其临床前模型在伊马替尼初治细胞系和耐药细胞系中均显示出疗效。TAS-116 的 I 期试验表明，与之前的 Hsp90 抑制剂相比，其安全性更高，眼部和肝毒性更低。

◎ **mTOR 抑制剂**：如依维莫司，在突变的 *c-KIT* 和 *PDGFRA* 下游起作用，以降低 PI3K/Akt/mTOR 通路的活性。临床前试验表明，mTOR 抑制剂和 TKI 联合使用，对于伊马替尼耐药的 GIST 有效。

***SDH* 缺陷型胃肠道间质瘤的新疗法**　　*SDH* 缺陷型 GIST 的特征是表观遗传改变，尤其是整体 DNA 甲基化，导致成纤维细胞生长因子受体（FGFR）上调。*FGFR* 的过表达与 *SDH* 缺陷型 GIST 的发病机制有关，在患者来源的 *SDH* 缺陷异种移植小鼠模型中，通过抑制 *FGFR* 可使肿瘤明显减少。Rogaratinib（BAY 1163877）是一种口服泛 *FGFR* 抑制剂，可以选择性抑制 FGFRs 1、2、3 和 4 的活性，目前正在 *SDH* 缺陷型 GIST 患者中进行 II 期临床试验。

第四节
分类的重要性——治疗策略与预后的关联

一、良性胃肠道间质瘤的治疗策略

胃肠道间质瘤（GIST）没有严格的良性、恶性的区分标准。

良性胃肠道间质瘤，通常是指小 GIST（肿瘤直径≤2cm）或者原发局限性 GIST（没有扩散、转移）。针对小 GIST，可以将其按照起病部位分为胃的小 GIST 和非胃的小 GIST。合并不良因素（边界不完整、溃疡、强回声和回声不均匀等危险因素）且位于胃小弯侧、胃后壁、胃食管结合部的小 GIST，建议行腹腔镜或者内镜切除。如无不良因素，可随诊观察，定期复查超声内镜，时间间隔通常为 6~12 个月。对于内镜随诊困难的，可考虑开放性手术治疗；如小 GIST 位于胃

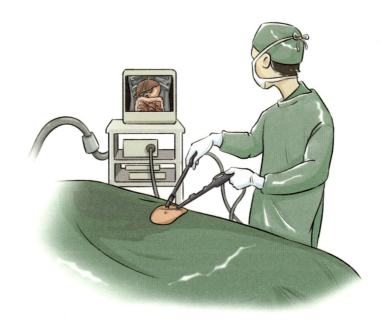

腹腔镜手术

大弯侧、胃前壁，可考虑行腹腔镜切除。非胃的小 GIST 通常直接进行开放性手术切除或者腹腔镜、内镜切除。对于局限性 GIST，原则上可直接进行手术切除，不能切除的局限性 GIST，或接近可切除但切除风险较大、可能严重影响脏器功能的，术前应当先行分子靶向治疗，通过 CT 等影像学手段评估肿瘤缩小后再行手术。

对于原发可切除的 GIST，综合肿瘤发生部位和大小等因素，可采用不同的手术方式进行治疗，最常用的手术方式即腹腔镜手术。部位不同，手术要求亦有一定区别。发生于十二指肠的 GIST，手术时应当尽量保护肝胰壶腹和胰腺功能并且进行符合人体生理特性的消化道重建，以便术后早期给予患者肠内营养。如果 GIST 发生在直肠，应在完整切除的前提下行经腹入路或者经肛门入路的直肠切除、保留直肠的局部切除手术。若基线评估需要行联合多脏器切除或接受经腹会阴联合切除术，术前应进行靶向治疗。对于结肠和其他胃肠外的 GIST，应当完善术前评估，提高手术的安全性。

二、恶性胃肠道间质瘤的治疗策略

恶性 GIST 通常是指无法直接手术切除、接近手术切除但切除风险较大或者可能严重影响脏器功能（肿瘤直径 >10cm，特殊部位肿瘤，如胃食管结合部、十二指肠、低位直肠等）的 GIST，以及复发转移的 GIST（局灶复发转移、肝转移、腹腔广泛转移）。

针对上述恶性 GIST，首选靶向治疗，定期复查随访，经多学科综合治疗协作组（MDT）评估是否可以手术切除。术前靶向药的选择至关重要，伊马替尼作为 GIST 的一线治疗药物，也可用于三线治疗；舒尼替尼和瑞戈非尼作为一线治疗失败后的二、三线治疗选择；瑞派替尼能显著延长患者的生存期，降低疾病进展风险和死亡风险；阿法替尼主要针对 PDGFRA 基因 18 号外显子突变的不可切除/转移的 GIST。

对于 GIST 肝转移患者，在以上治疗方式难以实施或者效果欠佳的情况下，可以选择肝脏射频消融、介入栓塞联合靶向治疗。部分患者须进行急诊手术治疗，如完全性肠梗阻（主要症状是腹痛、呕吐、腹胀、无排便和排气）、消化道穿孔（腹痛、恶心、呕吐、腹胀）、保守治疗无效的消化道大出血（持续性黑便、呕血、血压下降、头晕、乏力、出汗甚至晕厥）、肿瘤自发破裂引起的腹腔大出血（腹痛、心慌、胸闷、头晕、乏力，严重者有意识模糊甚至休克）。

三、不同类型胃肠道间质瘤的生存率和复发风险

GIST 的生存率和复发转移风险与其临床危险因素相关。与其他癌症相比，GIST 的预后相对较好，早期患者 5 年生存率为 94%，已经出现远处转移的晚期患者 5 年生存率也达 52%。GIST 的危险因素主要包括肿瘤原发部位、肿瘤大小、核分裂象计数、有丝分裂指数（Ki-67）以及肿瘤是否破裂、坏死、出血等。

下面我们将依次分析这些危险因素与预后的关系。

肿瘤原发部位有丝分裂率　一般而言，起源于胃的 GIST 患者生存结局优于起源于小肠、结肠、直肠或肠系膜的 GIST 患者。首先，起源于胃或小肠的 GIST 患者预后受肿瘤大小和有丝分裂率影响。其次，有丝分裂率低的小 GIST，无论原发部位是胃还是小肠，预后同样好，此类肿瘤仅有 2%~3% 发生转移。无论原发部位如何，有丝分裂率高的大 GIST 预后较差，此类肿瘤有超过 86% 的可能性发生转移。起源于胃的"中等" GIST（即有丝分裂率低的较大肿瘤或有丝分裂率高的较小肿瘤，转移率为 11%~15%）预后优于起源于小肠的"中等" GIST 肿瘤（转移率 >50%）。最后，对于其他原发部位（如结直肠）的 GIST，无复发生存率似乎与起源于小肠的 GIST 相近或略低。

肿瘤大小　为影响预后的独立危险因素。一般而言，若 CT 显示肿瘤直

径 >5cm，呈不均匀增强或分叶状，存在肠系膜脂肪浸润、溃疡或区域淋巴结肿大，或者呈外生性生长，则转移可能性较高。转移可能性较低的 GIST 往往均匀增强，并常表现为内生性生长。

肿瘤是否破裂　自发性或手术时的肿瘤破裂是影响预后的独立危险因素，一旦肿瘤发生坏死、破裂、出血，危险度分级属于高危，患者预后一般较差。

第五章

大冒险——
胃肠道间质瘤的治疗之旅

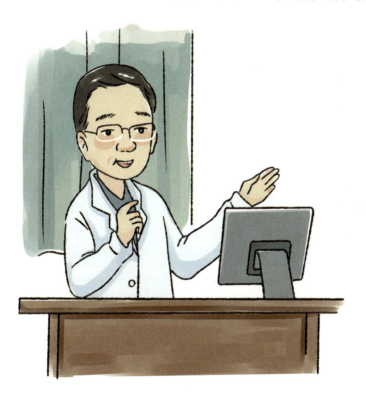

第一节
手术大作战——一场切除胃肠道间质瘤的"电影"

一、前奏——准备手术的那些事儿

鉴于肿瘤存在异质性，尤其是对于 GIST，不同复发转移风险的肿瘤手术切除后的转归完全不同，因此医生需要为不同患者制订个体化的治疗方案。

GIST 患者在完善相关检查后，医生通过综合评估肿瘤的部位、大小、可否切除及是否有远处转移等因素制订最佳治疗策略。目前常用于 GIST 治疗的方法主要有两种，即手术治疗和靶向治疗。

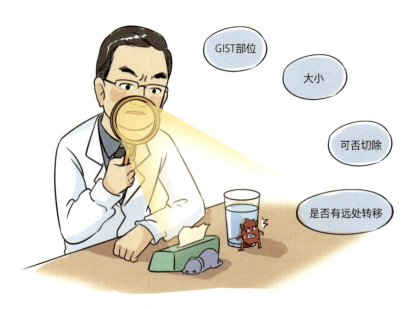

GIST部位

大小

可否切除

是否有远处转移

GIST 患者的术前检查评估

不同类型 GIST 的手术治疗策略

GIST 的分类	治疗策略
小 GIST（肿瘤直径<2cm）	危险性高：积极外科干预
	危险性低：规律随访观察
原发、局限（没有扩散）、可切除	根治性手术
特殊部位及潜在可切除 （直接手术有困难或风险高）	先行靶向治疗，争取手术机会
不可切除	靶向治疗

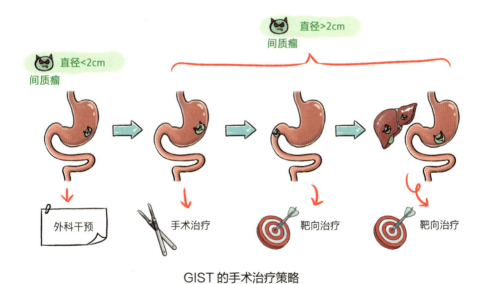

GIST 的手术治疗策略

不同部位 GIST 的手术治疗方式

食管 GIST	发病率较低，多发生于食管远端，主要治疗方式是内镜下剥离/摘除和食管部分切除术
胃 GIST	预估为极低风险及低风险的胃来源小 GIST 可考虑内镜下切除。局部或楔形切除可实现多数胃 GIST 的 R_0 切除，推荐位于胃大弯侧及胃前壁等适合腹腔镜手术部位的直径 ≤5cm 的 GIST 优先考虑腹腔镜下切除
十二指肠 GIST	十二指肠的解剖关系复杂，除较小的十二指肠内生型 GIST 可考虑采用内镜下切除，较小的外生型 GIST 可尝试腹腔镜下切除外，开放手术是治疗十二指肠 GIST 的主要治疗手段
空回肠 GIST	生长隐匿，有较高的恶性潜能，一旦发现应积极予以手术切除。对于直径 ≤5cm 的 GIST，如瘤体比较游离，可行腹腔镜手术切除；对于孤立且游离的 GIST，可采用小肠节段性切除，完成肿瘤的完整切除。如累及其他脏器，应行联合脏器切除
结直肠 GIST	结直肠来源的 GIST 一旦诊断明确，应尽早实施 R_0 手术切除。结肠 GIST 一般可行结肠局部切除或节段性切除
胃肠外 GIST	腹腔容积较大，往往瘤体巨大，并与邻近脏器粘连或浸润。由于瘤体质地较脆，部分还可合并瘤体内出血及坏死。部分预计无法根治性切除或切除存在较大风险的，可行超声或 CT 引导下的穿刺活检，根据病理结果采用靶向治疗

　　并非所有 GIST 一经发现就要马上手术切除，医生会根据不同的发病位置、病理特点等进行综合评估以决定是否切除。局限性 GIST 原则上可直接进行手术切除。不可切除的局限性 GIST 或接近可切除但切除风险较大、可能严重影响脏器功能的，建议先行术前靶向治疗，待肿瘤缩小后再手术。原本不可切除的GIST，如经术前靶向治疗后明显缓解，达到可切除标准，建议尽快切除。

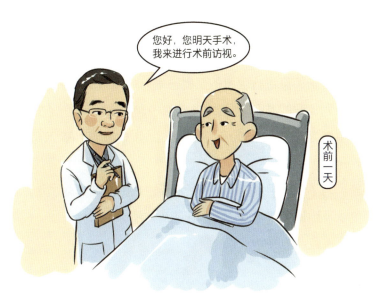

术前宣教

知识准备 GIST 患者应参加疾病宣教，了解疾病相关知识，遵医嘱，术前、术后出现问题及时和医护人员沟通。为了加速康复，患者及家属应关注康复事项，如术前 6 小时禁食、术前吹气球以锻炼肺功能等。

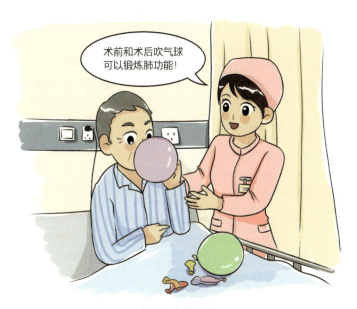

术前肺功能锻炼

思想准备　了解手术情况，信任医生的诊断与手术技术，尝试控制呼吸并进行放松练习，消除紧张心理，树立信心。

营养准备　对于即将进行手术的患者，术前一段时间要积极改善营养状况。对至少有 1 项下列情况的 GIST 患者术前应给予营养治疗：①过去 6 个月内体重下降 >10%；②血浆白蛋白<30g/L；③SGA 评分 C 级或 NRS 2002 评分 >5 分；④BMI<18.5kg/m²。

清洁准备　为了保证手术的顺利进行和手术后的康复，除了手术前后预防性使用抗菌药物以及确保无菌操作外，术前的身体清洁也十分重要。一般建议患者术前一晚洗澡，重点清洗腹部，如肚脐。

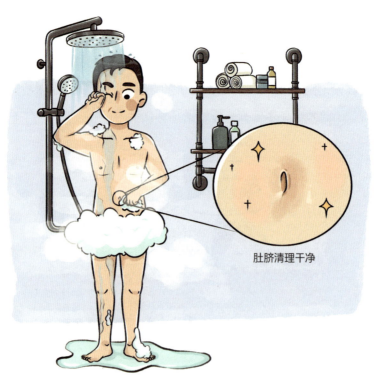

肚脐清理干净

术前准备

需要急诊手术的情况

◎ **完全性肠梗阻**：腹痛、呕吐、腹胀、排便及排气停止。

◎ **消化道穿孔**：腹痛、恶心、呕吐、腹胀。

◎ **保守治疗无效的消化道大出**：黑便或大便越来越红、呕血、血压下降、头晕、乏力、出汗甚至晕厥。

◎ **肿瘤自发破裂引起腹腔大出血**：腹痛、心慌、胸闷、头晕、乏力，严重者可有意识模糊甚至休克。

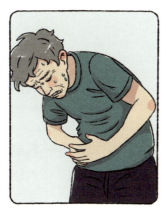
腹痛、腹胀

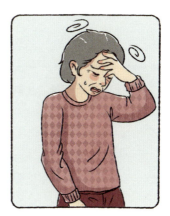
头晕、乏力

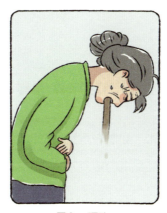
恶心、呕吐

急诊症状

复发转移 GIST 的手术治疗

不同类型复发转移 GIST 的手术治疗

类型	分层	I级推荐	II级推荐	III级推荐
局灶复发转移	可手术切除	靶向治疗	手术切除联合靶向治疗	—
	不可手术切除	靶向治疗	靶向治疗后，经MDT评估是否可行手术切除	—
肝转移	可手术切除	靶向治疗	手术切除联合靶向治疗	射频消融、介入栓塞联合靶向治疗
	不可手术切除	靶向治疗	靶向治疗后，经MDT评估是否可行手术切除	射频消融、介入栓塞联合靶向治疗
腹腔广泛转移	—	靶向治疗	—	—

注：—表示无相关数据。

二、主战场——手术中如何确定瘤体边界和完整性

外科手术是原发局限性 GIST 和潜在可切除 GIST 的首选治疗方式，术中应该遵循 R_0 手术原则，肿瘤 R_0 切除标准一般是指完整切除肿瘤，且镜下切缘为阴性，即无肿瘤残留。

一般可以通过开放性手术直视下或高清腹腔镜下观察肿瘤的形状、大小以及质地等判断肿瘤边缘是否清晰。

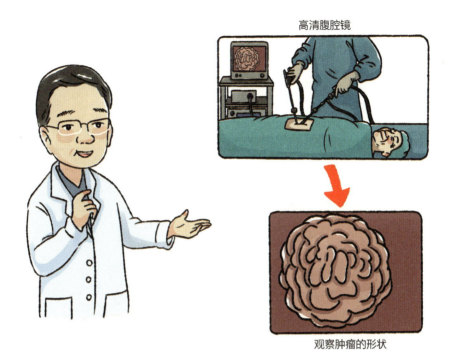

高清腹腔镜

观察肿瘤的形状

GIST 术中观察

肿瘤的形状　一般情况下，肿瘤边缘清晰、形状比较规整、与周围组织分界比较清楚。如果肿瘤边缘不清晰、形状不规整、与周围组织分界不清，则表明肿瘤可能存在浸润性生长或者是扩散。

肿瘤的大小　一般情况下，肿瘤边缘清晰，肿瘤体积较小。如果肿瘤边缘不清晰，肿瘤体积较大，则表明肿瘤可能出现了扩散和转移。

肿瘤的质地　一般情况下，恶性肿瘤质地比较硬、表面比较粗糙、与周围组织分界不清。如果肿瘤质地比较软、表面比较光滑、与周围组织分界清楚，则为良性。

三、术后护理与康复

术后护理　GIST 术后留置腹腔引流管对早期发现和处理吻合口瘘、腹腔感染、腹腔出血有重要作用。术后根据引流物性质及相关检查排除腹腔内活动性出血及吻合口瘘的情况之后，应及早拔除腹腔引流管。一般术后 24 小时后拔除导尿管，对于行低位直肠前切除术的 GIST 患者，导尿管放置时间可适当延长至 2 日左右。

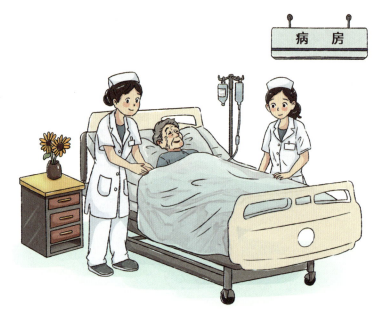

术后护理

术后康复

◎ **心理护理**：部分患者在术后面临各种各样的心理问题，保持积极乐观的心态可以帮助患者获得战胜病魔的力量，有助于提高治疗效果、改善生活质量。除患者要积极调整心态外，家属、医护人员联动，对患者的心理问题进行适时、合理干预也十分重要。

◎ **疼痛管理**：在安全和最低不良反应的前提下，对患者进行有效镇痛，可以加速术后康复。推荐采用以非甾体抗炎药为基础的多模式镇痛方案进行术后疼痛管理。

◎ **营养管理**：根据手术情况术后尽早恢复经口饮水、进食，视胃肠道功能恢复情况逐步添加口服肠内营养辅助制剂。如果患者存在恶心、呕吐、出血、吻合口瘘等术后并发症，应该先找出病因，症状较轻的对症处理，出现特殊情况的应及时联系医生。

◎ **术后药物治疗**：完整切除术后仍存在复发风险，建议对改良 NIH 分级为中-高危的 GIST 患者行伊马替尼辅助治疗以预防肿瘤复发。

术后患者吻合口及伤口恢复良好后，医生会根据术后病理检查结果进行危险度分级评估，大多数 GIST 患者可通过形态学及免疫组织化学检查做出明确的病理学诊断。为患者制订辅助治疗方案时，除依据患者的危险度分级，医生还会同时结合肿瘤组织形态学特征、基因突变具体类型及术中情况等综合考虑。

第二节
魔法药物——靶向治疗的奇妙效果

一、不是普通的药物

　　靶向治疗，顾名思义，就是针对某个特定的靶点进行治疗的方式。在肿瘤的相关治疗中，这些靶点可以是肿瘤器官组织层面的，也可以是蛋白质分子层面的，甚至可以是一段基因片段。因此靶向治疗可以分为：①针对局部的病灶运用放射、超声等物理手段进行治疗；②通过针对肿瘤表面的恶性分子途径，如设计相应的治疗药物，进入体内后会与肿瘤的特异性位点结合而发生作用，诱导肿瘤细胞特异性死亡，在细胞分子层面上抑制其增殖，不会波及肿瘤周围的正常组织细胞，从而达到抗肿瘤的目的。

　　常规的化学治疗手段（以下简称"化疗"），是通过口服或静脉注射化学治疗药物杀伤肿瘤细胞，然而化学治疗药物几乎都是细胞毒性药物，药物通过循环系统到达全身各部分发挥作用，在杀伤肿瘤细胞的同时，对人体的正常细胞有一定影响，尤其是对分裂、增殖比较快的细胞，如骨髓造血细胞、胃肠道黏膜上皮细胞。

　　由此可以看出，化学治疗对于机体中除肿瘤组织以外的正常组织"无差别"攻击，而靶向治疗更具特异性，药物经过设计具有能够识别恶性肿瘤组织的能力，从而更加有效地杀伤肿瘤细胞，因此，靶向治疗也有"生物导弹"之称。靶向药如同带有"瞄准镜"的导弹，能精确打击目标（肿瘤细胞），且毒性相较于化学治疗明显减少。

　　对于 GIST 的治疗，靶向药发挥出非常重要的作用。由于 GIST 较为明确的发病机制，即绝大部分 GIST 具有原发性基因突变，这些突变主要发生在编码名为干细胞生长因子受体（*c-KIT*）和血小板源性生长因子受体（*PDGFRA*）基因的某些特定位点。由于这些基因位点的突变，其产生的 *c-KIT/PDGFRA* 会出现异常，而一批名为小分子酪氨酸激酶抑制剂（TKI）的药物就能通过靶向抑制 *c-KIT/PDGFRA* 突变所导致病理性激活的酪氨酸激酶来发挥抗肿瘤作用。TKI 作为治疗不可手术切除的 GIST 患者的治疗药物，开启了 GIST 靶向治疗的新时代。

二、特异性的选择——针对胃肠道间质瘤特有的基因突变选择药物

要了解针对 GIST 的靶向药，就要明确其作用靶点，而这与 GIST 的分型密切相关。GIST 根据其基因突变类型可大致分为两类，即 *c-KIT/PDGFRA* 驱动的基因突变型和野生型。绝大部分 GIST 是由 *c-KIT/PDGFRA* 基因突变导致的，其中 80%~85% 为 *c-KIT* 突变，5%~10% 为 *PDGFRA* 突变；少部分缺乏 *c-KIT/PDGFRA* 基因突变而发生其他罕见基因位点突变的，被称作为野生型。

干细胞生长因子受体基因（*c-KIT*）是一种原癌基因，其编码的 *c-KIT* 是一种 Ⅲ型受体酪氨酸激酶，通过结合干细胞因子（SCF）配体，激活 *PI3K*、*JAK/STAT* 和 *MAPK* 等的下游信号通路，促进细胞增殖和分化。血小板源性生长因子受体（*PDGFRA*）与 *c-KIT* 同属受体酪氨酸激酶（RTKs）家族，可与相应的 PDGF 配体结合，在胚胎发育、细胞存活、增殖和趋化过程中均起到重要的调节作用。*c-KIT/PDGFRA* 通过分别与相应配体结合，激活下游信号通路，协调多种细胞功能。*c-KIT/PDGFRA* 基因突变会导致细胞异常增殖，是导致 GIST 发生发展的重要原因。

由于 *c-KIT/PDGFRA* 基因突变在 GIST 的发病原因中占据很大比例，因此，其治疗策略也相对明确，即通过将 *c-KIT/PDGFRA* 作为重要靶点，设计针对这些靶点的靶向药。伊马替尼是首个靶向 RTK 的药物，最早被用于治疗费城染色体阳性的慢性粒细胞白血病。2001 年，美国学者首次将伊马替尼用于治疗一例 GIST 患者并取得良好效果。人们惊喜地发现，伊马替尼可以靶向抑制 *c-KIT/PDGFRA* 基因突变所致病理性激活的酪氨酸激酶，在 GIST 治疗中具有较好的临床疗效。

此后，随着临床实践和认识的不断发展，伊马替尼作为治疗不可切除和复发转移GIST患者的临床一线用药，开启了GIST靶向治疗的新时代。

部分患者在用药一段时间后即显示出耐药性，如出现肿瘤增大、复发转移等临床表现，原剂量伊马替尼治疗效果差，因而需要采取加大剂量或后线治疗方式。GIST耐药性发生的主要机制是*c-KIT/PDGFRA*的继发性突变，*c-KIT/PDGFRA*结构改变影响伊马替尼与之结合，进而发生耐药。针对*c-KIT*基因继发性（13、14、17、18）外显子突变的耐药患者，应采用二线治疗药物舒尼替尼、三线治疗药物瑞戈非尼、四线药物瑞普替尼等后线治疗方式，以延长患者的无进展生存期。然而，上述药物对于*PDGFRA*基因18号外显子D842V突变以及野生型患者治疗效果不佳，针对该类患者，新型酪氨酸激酶抑制剂阿法替尼的缓解率会显著高于瑞戈非尼。这也提示，在GIST的药物治疗中，通过基因检测明确突变类型、选用合适的靶向药尤为关键。

三、双刃剑——靶向治疗的优势和可能的不良反应

靶向治疗最为明显的优势就在于其对GIST较高的有效缓解率。伊马替尼出现以前，GIST患者总的生存时间仅为10~20个月。使用伊马替尼后，患者的中位无进展生存时间为24~36个月，中位总生存时间为57个月。7%~9%的患者对伊马替尼非常敏感，在连续使用伊马替尼后10年肿瘤仍然无进展。从这组数据不难看出，伊马替尼的使用能显著延长GIST患者的生存时间。

然而，以伊马替尼为代表的靶向药真的无所不能吗？答案是否定的。上文提到的耐药性就是伊马替尼等酪氨酸激酶抑制剂难以攻克的难题。部分患者在首次用药后即表现出对伊马替尼的不敏感，而多数GIST患者常表现出在原用药剂量下的病程进展，如用药期间肿瘤继续生长，肿瘤向肝脏、腹膜等部位广泛转移。例如，具有*c-KIT*第9外显子原发突变的GIST患者就表现出对伊马替尼的低反应性，只有加大用药剂量才具有一定疗效。很多患者在服用伊马替尼后，会发生GIST获得性基因突变，即出现在同一基因序列的二次突变，这一机制被认为是

GIST 继发性耐药的主要产生机制。这些因素影响了耐药性的发生并制约了靶向药的治疗功效。当耐药性出现时，只有通过加大用药剂量或者采取后线治疗的方式才能产生一定疗效。

此外，服用伊马替尼等靶向药存在一系列不良反应，这成为用药后重要的监测指标。不良反应包括全身性疾病和各系统疾病。医生会对症状进行分类和评估，根据严重程度采取相应措施。

全身性疾病主要包括水肿和水钠潴留以及乏力，是 TKI 的常见不良反应。水肿常表现为眼睑水肿或双下肢水肿。乏力则会伴随其他症状出现，影响患者的生活质量。身体各系统可能出现如下症状。

消化系统　会出现口腔炎、恶心、呕吐、腹泻等症状，轻症患者可不进行特殊处理，而症状稍重则需要停药并对症治疗。

心血管系统　可能存在高血压、心力衰竭、心肌梗死和冠脉综合征等，所以患者在接受 TKI 治疗前会先由医生评估心脏功能，之后再决定用药方案。

呼吸系统　如间质性肺病，然而该类不良反应相对罕见，日本的一项研究显示，间质性肺病发病率为 0.5%，而 GIST 患者的发生率仅为 0.8%。

血液系统　贫血、中性粒细胞减少、血小板减少是 TKI 治疗相关血液系统的不良反应。

神经系统　包括头痛、感觉异常、认知障碍、眩晕、睡眠障碍、情绪异常以及颅内出血等。

内分泌及代谢系统　如肝脏、肾脏毒性，甲状腺功能减退等。

皮肤毒性　TKI 治疗可能引起手足皮肤反应（HFSR）、皮疹及其他皮肤表现，甚至是皮肤恶性肿瘤，不过后者较为少见。

其他　包括眼睑水肿、肌肉疼痛、肌肉痉挛及关节痛等。

GIST 靶向治疗的临床不良反应多样，但随着患者全程化管理的完善以及相关专家共识的出台，相信医生能更加及时、有效地评估症状并实施干预，从而保证 TKI 的疗效，提高患者的生活质量。

四、新的希望——研究中的新型药物和治疗策略

在长期临床实践中，GIST 在分子检测和靶向治疗方面均取得重大突破，伊马替尼作为 GIST 的一线用药被广泛应用于临床治疗。当其疗效不佳时，会使用二线药物舒尼替尼，而当舒尼替尼效果不佳时，则会选用三线药物瑞伐非尼。在 2020 年，针对 *c-KIT* 基因突变以及 *PDGFRA* 基因突变开发了新一代酪氨酸激酶抑制剂——瑞普替尼，并已完成Ⅲ期临床试验，其安全性及有效性得到证实，并成为国内首个获批用于 GIST 四线治疗的药物。此外，多种小分子酪氨酸激酶抑制剂正处于临床试验阶段。

总的来说，酪氨酸激酶抑制剂在治疗应用中的发展颇具前景。对于耐药/转移的难治性 GIST，多激酶抑制剂（mMKIs），如索拉非尼、达沙替尼、尼罗替尼、马赛替尼，临床数据表明它们在 GIST 治疗中也具有良好的疗效。

除新型药物外，联合用药的效果也处于探索中。首先是多种 TKI 联合靶向治疗。目前，已有不同的 *c-KIT*-TKI 组合在体外和一些临床研究中进行研究。其中，Ⅰ型和Ⅱ型 TKI 联合的疗效已在一项 1b/2a 期非随机临床试验中被证实。在该试验中，PLX9486 和舒尼替尼在难治性 GIST 患者中联合使用，这两种药物最大剂量联合使用的耐受性良好，显著延长患者的中位无进展生存期。因此，共同靶向同一激酶的两种互补构象状态与临床受益相关，并具有可接受的安全性，在临床上可能有良好的应用前景。一例 GIST 患者经多线及联合靶向治疗后，肿瘤依然连续进展，医生在没有临床试验可供参加的情况下，结合患者的基因突变结果，尝试联合Ⅰ型和Ⅱ型 TKI——阿法替尼＋舒尼替尼方案，并取得了良好的治疗效果。在 2022 年的结缔组织肿瘤学会（CTOS）年会上，有学者报道了两例瑞普替尼联合其他 TKI 探索治疗标准治疗进展后的难治性 GIST 的病例：通过瑞普替尼加量及瑞普替尼联合其他酪氨酸激酶抑制剂（TKI）治疗，取得了一段时间的病情控制。这提示，在当前标准治疗难治性患者中，瑞普替尼联合其他 TKI 治疗不失为一种控制疾病进展的有效治疗选择。

有研究对甲基化抑制剂 5-氮杂胞苷联合伊马替尼对 GIST 细胞系的影响进行探究，结果发现联合用药能抑制 GIST 细胞生长，说明去甲基化药物在 GIST 治疗中的联合用药同样具有可能性。

除 TKI 等靶向治疗外，基于 GIST 耐药性开发的免疫检查点抑制剂也登台亮相。主要包括程序性死亡受体及其配体抗体（PD1/PD-L1）、细胞毒 T 淋巴细胞相关抗原 4 抗体（CTLA4）。前者通过阻断上文提到的 PI3K/AKT/mTOR 信号通路挽救了 GIST 中耗竭的 CD8+ T 细胞，以达到治疗肿瘤的作用。研究发现，CTLA4与伊马替尼具有协同作用。上述两种免疫检查点抑制剂与伊马替尼的联合使用均展示出良好效果。免疫疗法作为一种新兴疗法，在难治性耐药 GIST 治疗中颇具前景。

新型靶向药及多药物联合应用正处于临床试验与研究中，尽管其临床疗效和安全性仍需要进一步探索，但其出现和应用将会为 GIST 患者带来新的愿景和希望。

第三节
跟踪与后续——长期的伴侣

一、随访复查

通常推荐低危患者术后每 6 个月进行随访复查，持续 5 年。对中、高危患者术后 3 年内每 3 个月复查 1 次，之后每 6 个月复查 1 次，直至术后第 5 年；5 年后每年随访 1 次。对晚期患者，每 3 个月复查 1 次；对术前治疗患者，需要每 2~3 个月评估 1 次疗效。

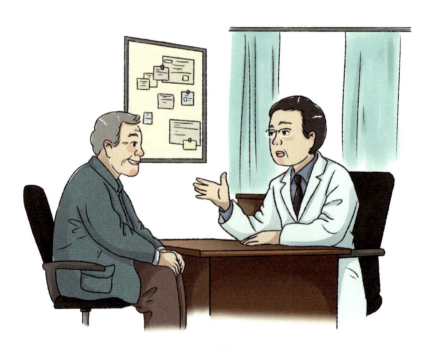

术后随访

二、复查项目

通常包括血常规、肝功能、肾功能及腹腔、盆腔影像学检查，有条件的靶向治疗患者还可考虑监测血药浓度。随访策略应根据患者的具体情况决定，可能存在较大的个体化差异。对停止辅助治疗的患者，应于停药后 1~2 年内格外重视复查随访，预防肿瘤复发。

三、术后营养

GIST 目前已经进入慢性病范畴，关注患者的营养状况，提高生活质量显得尤为重要。营养不良对 GIST 患者的治疗和预后具有负面影响，会导致对药物治疗反应的敏感性降低，术后并发症增多，住院时间延长，进而影响近期和远期预后。

营养状况评价　推荐术前采用营养风险评分 2002（NRS 2002）对 GIST 患者进行营养风险筛查，对具有营养风险，即 NRS 2002 评分≥3 分的患者，应进一步评估其营养状况。

◎ **常用的评估指标**：①体重指数（BMI）；②去脂体重指数（FF-MI）；③体重丢失量；④血浆白蛋白水平。

◎ **常用的评估工具**：①患者参与的主观全面评定（PG-SGA）；②主观全面评定（SGA）。

饮食建议　GIST 患者应多吃高蛋白、富含铁及维生素的食物以提高自身抵抗力，保护机体免受细菌和病毒的侵害。少食多餐，勿暴饮暴食；禁食辛辣刺激性食物；食物温度、硬度要适宜；戒烟酒。

第六章

穿越千年的守护——
知胃知肠知中医

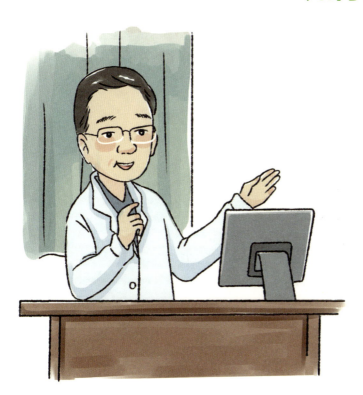

第一节
打开中医胃肠之窗

一、雅称——古人对胃肠的称呼

古人对胃的称呼　古代对胃的称呼主要包括"仓廪之官""太仓""水谷之海""谷府"等。

首先了解一下"仓廪之官"在古文中的记载。《素问·灵兰秘典论》中记载："脾胃者，仓廪之官，五味出焉。"对此王冰注解："包容五谷，是谓仓廪之官。"也就是说脾胃是存放五谷的地方。《素问·遗篇·刺法论》也有记载："胃者，仓廪之官，五味出焉。"仓廪指的是储藏米谷的仓库，将胃比喻成人体中的谷仓，也是"酸、辛、苦、辣、甜"五味的来源，脾胃具有受纳水谷，运化精微，供应人体需要的各种能量的功能。故"仓廪之官"可指脾胃，也可单独指胃。

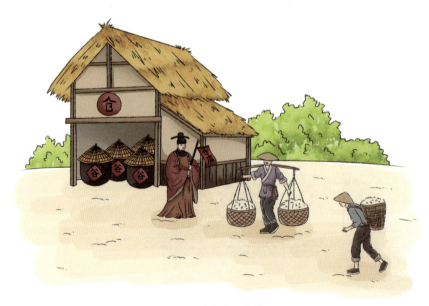

胃为"仓廪之官"

"太仓"的记载见于《灵枢·五乱》:"胃者,太仓也。"

"古府"的记载见于《说文·肉部》:"胃,谷府也。"其中的"太仓""谷府"与"仓廪之官"意义相似,均是比喻胃为谷仓。

《素问·五脏别论》中言"胃者,水谷之海,六府之大源也。""水谷之海"进一步拓展了胃的功能作用,胃可受纳腐熟水谷,将食物水液消化生成精微物质,供给六腑五脏,以达全身。

古人对肠的称呼　肠包括小肠和大肠,小肠受盛胃中腐熟之物并传至大肠,根据其功能古人称小肠为"受盛之官",称大肠为"传导之官"。

《素问·灵兰秘典论》中记载:"小肠者,受盛之官,化物出焉。"王冰对此进行注解:"承奉胃司,受盛糟粕,受已复化,传入大肠,故云受盛之官,化物出焉。"即小肠连接胃之下口,接受来自胃中腐熟之物,进一步将水谷化为更加精微的物质,运送至大肠。故称小肠为"受盛之官"。

《素问·灵兰秘典论》又有言:"大肠者,传道之官,变化出焉。"王冰曾在《重广补注黄帝内经素问》注云:"传道为传不洁之道,变化谓变化物之形"。所谓"传不洁之道",即传送糟粕的道路;"变化物之形"即改变物体的形态。清代高世栻在《素问直解》为此进一步补充:"食化而变粪,故变化而由之出",明确提出大肠所谓的"变化"就是将饮食糟粕转化为粪便,并将之排出体外,故大肠被称作"传导之官"。

二、胃肠"生产线"——胃肠的生理功能都是什么

胃的生理功能

◎ **主受纳水谷**:受纳是接受和容纳之意。胃主受纳是指胃接受和容纳水谷的作用。饮食入口,经过食管,容纳并暂存于胃腑,这一过程称之为受纳,故称胃为"太仓""水谷之海"。"人之所受气者,谷也,谷之所注者,胃也。胃者水谷之海也"(《灵枢·玉版》)。机体生理活动和气血津液的化生,都需要依靠食物中的营养,所以又称胃为水谷气血之海。胃主受纳功能是胃主腐熟功能的基础,

也是整个消化功能的基础。若胃有病变，就会影响胃的受纳功能，而出现纳呆、厌食、胃脘胀闷等症状。胃主受纳功能的强弱，取决于胃气的盛衰，反映于能食与不能食。能食，则胃的受纳功能强；不能食，则胃的受纳功能弱。

◎ **主腐熟水谷**：腐熟是食物经过胃的初步消化，形成食糜的过程。胃主腐熟指胃将食物消化为食糜的作用。"中焦者，在胃中脘，不上不下，主腐熟水谷"（《难经·三十一难》）。胃接受由口摄入的食物并使其在胃中短暂停留，进行初步消化，依靠胃的腐熟作用，将水谷变成食糜。食物经过初步消化，其精微物质由脾之运化而营养周身，未被消化的食糜则下行于小肠，不断更新，完成整个消化过程。如果胃的腐熟功能低下，就会出现胃脘疼痛、嗳腐食臭等食滞胃脘的表现。

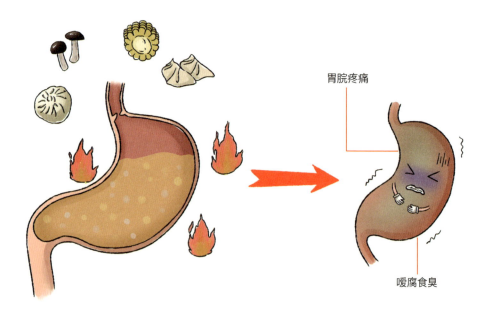

胃脘疼痛、嗳腐食臭的表现

小肠的生理功能

◎ **主受盛化物**：受盛化物是小肠主受盛和主化物的合称。受盛，接受，以器盛物之意。化物，变化、消化、化生之谓。小肠的受盛化物功能主要表现在两个方面：一是小肠盛受由胃腑下移而来的初步消化的食物，起到容器的作用，即受盛作用；二指经胃初步消化的食物，在小肠内必须停留一定时间，由小肠对其进行进一步消化和吸收，将水谷化为可以被机体利用的营养物质，精微由此而出，糟粕由此下输于大肠，即化物。在病理上，小肠受盛功能失调，传化停止，则气机失于通调，滞而为痛，表现为腹部疼痛等。如化物功能失常，可以导致消化吸收障碍，表现为腹胀、腹泻、便溏等。

◎ **主泌别清浊**：泌，即分泌。别，即分别。清，即精微物质。浊，即代谢产物。所谓泌别清浊，是指小肠对承受胃初步消化的食物，在进一步消化的同时，随之分别进行水谷精微和代谢产物的过程。分清，就是将食物中的精华部分，包括饮食化生的津液和食物化生的精微，进行吸收，再通过脾之升清散精的作用，上输心肺，输布全身，供给营养。别浊，则体现为两个方面：其一，是将食物的残渣糟粕，通过阑门传送到大肠，形成粪便，经肛门排出体外；其二，是将剩余的水分经肾脏气化作用渗入膀胱，形成尿液，经尿道排出体外。因为小肠在泌别清浊的过程中参与了人体的水液代谢，故有"小肠主液"之说，张景岳曰："小肠居胃之下，受盛胃中水谷而分清浊，水液由此而渗入前，糟粕由此而归于后，脾气化而上升，小肠化而下降，故曰化物出焉"（《类经·脏象类》）。

大肠的生理功能

◎ **主传导糟粕**：指大肠接受小肠下移的饮食残渣，使之形成粪便，经肛门排出体外的作用。大肠接受由小肠下移的饮食残渣，再吸收其中剩余的水分和养料，使之形成粪便，经肛门而排出体外，属整个消化过程的最后阶段，故有"传导之腑""传导之官"之称。

◎ **主吸收津液**：大肠接受由小肠下注的食物残渣和剩余水分之后，将其中的部分水液重新吸收，使残渣糟粕形成粪便排出体外。大肠重新吸收水分，参与调节体内水液代谢的功能，称之为"大肠主津"。大肠这种重新吸收水分的功能与体内水液代谢有关。所以大肠的病变多与津液有关。如大肠虚寒，无力吸收水分，则水谷杂下，出现肠鸣、腹痛、泄泻等。大肠实热，消烁水分，肠液干枯，肠道失润，又会出现大便秘结不通之症。机体所需之水，绝大部分是在小肠或大肠吸收，故"大肠主津，小肠主液，大肠、小肠受胃之荣气，乃能行津液于上焦，灌溉皮肤，充实腠理"（《脾胃论》）。

三、初次相识——中医眼中的胃肠道间质瘤是怎样的

在中医学中并没有"胃肠道间质瘤"这个病名，中医学对其大多以患者自觉症状命名，或以病理命名，或以病色命名，或以病变范围大小命名，或以对病状的形象描绘命名。由于 GIST 患者常因便血、腹痛等症状就医，故在中医学中将 GIST 归于"便血""腹痛"等范畴，同时患者表现为胃肠内结块，固定不移，病属有形，故又归属于"肠瘤""积证""癥瘕"等范畴。

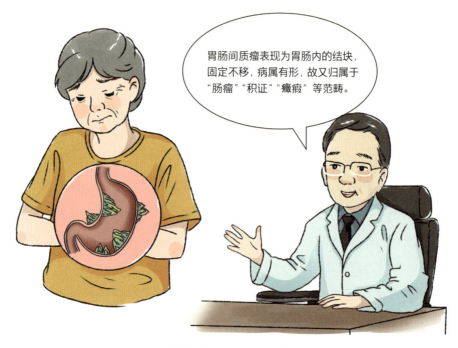

胃肠道间质瘤的中医归类

中医学根据 GIST 的发病途径、形成过程，将其病因分为外感、内伤、病理产物形成，以及其他四大类。中医学中的病机是立足于整体的病理观来认识和研究疾病，基本病机包括邪正盛衰、阴阳失调、气血失常，以及津液代谢失常等。

《诸病源候论》曰："积聚者，由阴阳不和，脏腑虚弱，受于风邪，搏于脏腑之气所为也。"这句话的意思是说患者正气不足，营卫不固，气血津液运行无力，气血阻滞，津枯痰凝，是形成疾病的基础，或六淫之邪入侵，使机体气血运行不畅，致使邪气停留于内，久之，形成疾病。可以理解为患者由于先天不足，脾胃虚弱，湿浊内生，湿郁化热，热蕴成毒，湿热毒邪交互而生"肠瘤"；或病久热耗气伤津，而致气虚甚至阴虚，或由于后天饮食不节，偏食膏粱厚味；或嗜酒无度，进食生冷之品，导致痰湿之邪壅滞肠道，与肠中垢滓，凝聚日久，乃生"肠瘤"；脾失健运，经脉阻滞以致气机不利、瘀血浊气互作亦可生"肠瘤"。因此，中医认为 GIST 产生的本质为脾虚，其标有痰湿、热毒、瘀血等，初期多以湿热瘀实证为主，病久可导致正气亏虚，形成虚实夹杂之证。

第二节
掀开现代中医药治疗的面纱

一、是是非非——胃肠道间质瘤能否用中医中药治疗

中医、中药作为我国传统文化的一部分，从整体出发，综合分析，提出理法方药，在抗肿瘤方面具有一定积极作用。

减毒增效 GIST 患者在进行靶向治疗时，会出现恶心、呕吐、腹泻等胃肠道症状，有些患者还会出现白细胞、血小板下降等骨髓抑制现象。这些不良反应绝大多数是可以耐受的，而且绝大多数会在停止治疗之后慢慢消失。当然，患者也可以合理地采用中医治疗，起到减毒增效、提高机体应激性，增强免疫功能及减轻胃肠道反应的作用。具体的治疗需要在专业中医师的指导下进行。

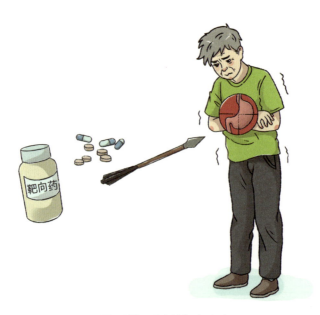

胃肠道间质瘤的靶向治疗

提高机体免疫力 中医治疗还可以提高机体免疫力，一定程度上防止或降低肿瘤的复发转移。有些研究表明，中医治疗可以通过调节免疫系统功能，增强机体的自我修复能力，从而在一定程度上控制肿瘤的生长和扩散。当然，治疗是否规范，患者是否配合，是决定预后至关重要的因素，只有医患相互配合，通力协作，才能达到降低复发率，战胜疾病的目的。

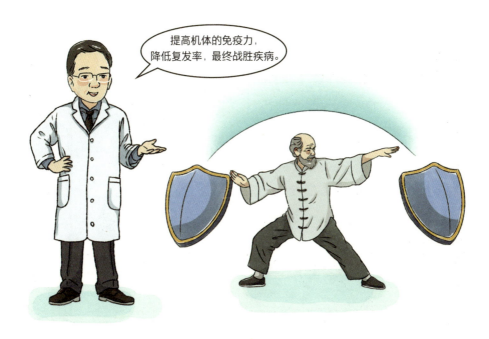

提高免疫力控制肿瘤进展

需要注意的是，中医治疗并不能替代靶向治疗和手术，GIST 患者及家属应清楚这一点。

二、中药"小神仙"——哪些中药可以治疗胃肠道间质瘤

据现有国内外研究报道，单味中药小白菊、川楝子、雷公藤、藤黄等有直接对抗 GIST 的作用。小白菊的有效成分小白菊内酯可以通过损伤线粒体、激活内

质网氧化的途径使间质瘤细胞凋亡。川楝子提取物川楝素，通过下调 *c-KIT* 的表达及下游蛋白的磷酸化来抑制肿瘤细胞的增殖，诱导细胞凋亡。雷公藤的有效成分为雷公藤内酯，通过抑制 *c-KIT* 突变，诱导细胞凋亡。藤黄中的有效成分是藤黄酸，通过降低 *c-KIT* 和其配体蛋白 *SCF* 的表达来抑制细胞增殖，诱导细胞凋亡。当然还有一些研究报道，对于部分靶向治疗耐药的患者，可以在中医师的指导下使用中药来减少耐药性的产生，提高靶向药的治疗效果，如常山。

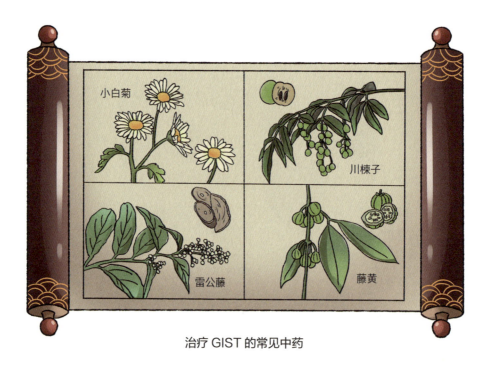

治疗 GIST 的常见中药

当然，除了现代药理学研究的中药单体具体抗肿瘤机制，我国传统中医治疗疾病最根本的是要结合个人症状进行辨证论治，只有辨对了证，才能"对症下药"，取得更好的疗效，达到"药到病除"的美好愿望。通常，中医学将 GIST 分为以下 3 种证型，即脾胃气虚型、脾胃湿瘀型、湿热内阻型。通过中医辨证，针对不同患者采用不同的药物治疗可以达到更好的效果。

脾胃气虚型 患者可出现食欲降低、腹胀、便溏、神疲乏力、少气懒言、肢体倦怠以及舌淡苔白的表现，在治疗过程中应加入健脾补气的中药，如黄芪、党参、灵芝、人参等，扶助人体正气，增强免疫力，以对抗肿瘤。

脾胃湿瘀型 患者可出现胃痛或上腹部疼痛、呕血、黑便、恶心、腹胀、食少、大便黏滞不爽、头身困重、口黏不渴以及舌暗苔腻等表现。对此种类型，一般会加入祛湿除瘀的中药，如莪术、丹参、鸡血藤、白花蛇舌草来抗肿瘤。

湿热内阻型 患者可出现食欲降低、腹胀、恶心、口苦、口黏、渴不多饮、便黏滞不爽，或便秘、小便短黄、肢体困重、舌红苔黄腻等表现。对此一般会加入清热解毒、清利湿热的中药，如蒲公英、薏苡仁、白术、白花蛇舌草等以达到辅助抗肿瘤的效果。

中药治疗肿瘤就像小人推车，有后面推的主力部队和辅助选手，也有在前面拉的先锋部队，各种药物从不同方面一起发挥作用，提高自身免疫力的同时也在对抗肿瘤。每味中药都像一位"小神仙"，它们联合发挥治疗肿瘤的作用。

三、小毫针大作为——针灸在胃肠道间质瘤中的应用

根据 GIST 的症状和发病机制，针灸在 GIST 治疗中的应用可以从以下几个方面来说明。

针灸对伊马替尼不良反应的缓解 伊马替尼是目前临床用于治疗 GIST 的一线药物，主要用于治疗不能切除或发生转移的 GIST，也用于辅助治疗 *c-KIT* 阳性且术后具有明显复发风险的 GIST。此药主要不良反应有水肿、食欲减退、恶心、呕吐及腹泻、骨髓抑制。中国、泰国、瑞士已有的试验可以证实针刺内关穴可以有效降低放、化疗后引发的恶心、呕吐的症状和频率。在美国整合肿瘤协会（SIO）2018 年的指南中指出，针灸和穴位按压可以用来减轻化疗相关恶心、呕吐。

针灸对术后胃肠道功能的影响 对于 GIST 的治疗，外科手术切除是最佳治疗方案，然而手术过程带来的创伤以及麻醉均会抑制肠道蠕动，导致肠道菌群紊乱、肠道微生态平衡遭到破坏，影响患者的康复进程。消化道的间质卡哈尔细胞（ICC）是胃肠起搏机制的起点，手术后身为"信号兵"的肠道 ICC 数量明显减

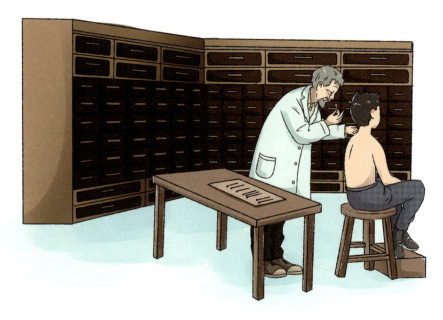

针灸促进 GIST 患者术后恢复

少，再加上信号传导功能下降，导致胃肠动力不足。针灸可以增加"信号兵"的数量，调节胃肠蠕动频率，使偏快或偏慢的频率恢复正常，从而很好地恢复胃动力。针灸还可以改善肠道微循环，缓解由于手术引起的胃肠血流量不足，进而引发的胃肠黏膜受损情况。

人的肠道就像热带雨林，成千上万的细菌在这里定居，所以肠道环境的改变终会导致居住在这里的细菌的混乱，而身为"原住民"的细菌为了更好地居住，会去"改善"自身的居住环境，对肠道产生有益影响。针灸可以提升术后患者肠道有益菌（如双歧杆菌和乳酸菌）的含量，降低有害菌（如肠球菌和大肠杆菌）的数量。在肠和大脑之间，有一条细菌每天都要开车走过的通路——脑-肠轴，针灸通过调节脑-肠轴通路中细胞因子的表达来调节菌群数量。肠道原住民的数量、结构得到优化，身为居住地的肠道环境受到反馈，自然也就得到改善。不仅如此，针灸按摩足三里还可以有效缩短术后首次排气时间。综上所述，针灸可以调节胃肠道电节律和胃肠运动、改善肠道菌群的含量来应对术后胃肠功能受损。当然，针灸这种恢复胃肠动力和改善肠道菌群的作用同样可以缓解 GIST 患者的自身症状。

第三节
"胃"爱护航，健康"肠"寿

一、保"胃"战——中医养生学如何防治胃肠道间质瘤

中医养生学有着悠久的历史，凝聚了前人的智慧和经验结晶。《黄帝内经》中有："饮食有节，起居有常，不妄作劳"的论述，说明人在日常生活中，饮食全面，起居有度，生活有规律，就能健康长寿。这也体现了中医"治未病"的思想。中医养生学认为，人们的寿命长短与起居作息有着密切关系。那么，GIST患者需要在饮食、起居、运动等方面注意什么呢？

一日三餐，按时按量　现在不少人习惯了"早餐吃好，中餐吃饱，晚餐吃少"的饮食方式，这和中医养生观念很契合。在一天的饮食需求中，早、中、晚三餐的比例应该是3∶4∶3，这样既能保证活动能量的供给，又能使胃肠在睡眠中得到休息。

起居有时，作息规律　对于GIST患者来说，每天起床和睡觉的时间都应该形成规律，做到按时睡觉，按时起床。有的人有午睡的习惯，而有的人则没有。所以GIST患者要根据自身情况作出相应选择，形成规律后就不应该随意改变。每个人的每日工作、学习、劳动时间都应该有规律，顺应这种规律，生活起来就情绪饱满，精神百倍；反之则情绪低落，寝食不安。

坚持每天适量运动　每天坚持半小时运动可以使身体机能保持良好运转，让人精力充沛，心情愉快。至于运动方式则因人而异，可以找出自己最感兴趣的运动做，也可以尝试各种运动，如太极拳、八段锦、五禽戏。现代运动医学对于运动量的测定，往往以运动者的呼吸、心率、脉搏、耗氧量等作为客观指标，列于此，作为补充参考。

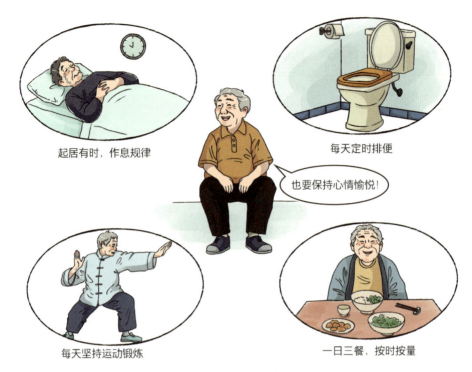

起居有时，作息规律

每天定时排便

也要保持心情愉悦！

每天坚持运动锻炼

一日三餐，按时按量

保持良好生活习惯

一般认为，正常成年人的运动量，以每分钟心率（或脉率）增加到 140 次为宜；老年人的运动量，以每分钟心率（或脉率）增加至 120 次为宜。运动时心率至每分钟 100 次以上，最多不超过"170-年龄"。譬如年龄为 60 岁，则运动后最高心率应控制在每分钟 110 次以内，而且要在 30 分钟内恢复到常态。

普遍认为的最佳运动时间是晚饭后 45 分钟，此时热量消耗最大，运动效果最好。如在饭前锻炼，至少要休息半小时后才能用餐。为了避免锻炼后过度兴奋而影响入睡，应该在临睡前 2 小时左右结束锻炼。从四季的锻炼时间来看，春、夏、秋三季可以早起锻炼，而冬天不要早起锻炼，可在太阳出来后再锻炼，也可改为 16：00—17：00 锻炼，尤其是在寒冷地区，应格外注意冬天要避开清晨，不要过早锻炼。

只要形成了一定的运动规律，对身体都是健康有益的，而且规律运动可缓解疲劳，减轻心理困扰、抑郁程度，提高身体机能和生活质量。但是，运动需要长期坚持。

每天定时排便　食物消化吸收后，部分无法被身体利用的"废料"由肠道排出体外，正常人每天排便 1~2 次，大便应该成形，排便时无痛苦，这才是健康的表现。GIST 患者在服用伊马替尼期间，大便不成形、排便次数多，这时不必多虑或紧张，只要不是稀水样大便，即使一天内排便 3 次左右也没有关系。

二、烟雾缭绕的魅惑——艾灸疗法对胃肠疾病的应用研究

很多有胃肠疾病的人有过胃中嘈杂，甚至灼热感、腹痛、腹胀、恶心、呕吐、腹泻、便秘等情况，而且有时还会反复发作，很难完全治愈，吃西药又担心不同程度的不良反应，所以，艾灸就成为了一种安全、有效的治疗方式。

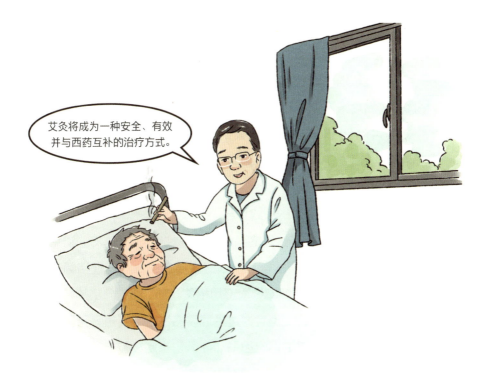

艾灸疗法应用于 GIST

可能有人会想，艾灸使身体周围烟熏火燎，甚至还会呛人一番，这样就能治疗胃肠疾病了吗？这听起来是一件很不可思议的事情。但在中医理论中，不仅是艾灸本身散发出的热量，甚至艾灸产生的艾烟都有治疗疾病的作用。

艾草被点燃以后，会有近红外线与远红外线、艾烟的产生。艾灸产生的远红外线，可以激活人体内的多种物质，通过神经和体液两种传导方式，将艾灸的温热刺激信号传递至远部器官及全身，促使"受伤"的组织重新变为正常状态，达到治疗效果。近红外线的光能辐射可以与人体内的生物大分子发生反应，从而激活人体自身的调节机制，使得人体病理状态下的新陈代谢恢复正常。艾灸产生的烟主要通过口鼻吸入和皮肤渗透两种途径作用于机体而产生治疗作用，还可以对一些通过空气传播的疾病起到预防作用。

目前艾灸针对具体胃肠疾病的应用研究已经取得了一定进展。

胃食管反流病　是由胃和十二指肠内容物反流到食管而引发的一种疾病，反流和烧心是常见症状。胃酸反流到食管后会腐蚀消化道，导致烧心以及消化道黏膜损伤。采用现代医学对于此病的标准用药方式，仍有近 40% 的患者症状不能改善，艾灸可通过促进消化道破损黏膜修复和促进胃肠蠕动的排空改善患者的临床症状，相比药物治疗来说无不良反应且更不容易复发。

胃炎　艾灸可以调节一些胃肠激素的分泌，如胃组织的表皮生长因子（EGF）就相当于"监工"，可以督促细胞快速生长，加速新细胞顶替旧细胞"岗位"，进而发挥胃黏膜的保护作用，减轻临床症状。有研究发现，施灸 20 分钟和 40 分钟对于慢性萎缩性胃炎患者的疗效更佳。

炎症性肠病　是一种肠道慢性炎症，包括溃疡性结肠炎（UC）和克罗恩病（CD），现在一般认为免疫功能紊乱是其发病的重要机制。溃疡性结肠炎的发生与 Th1 和 Th2 这两种免疫细胞的细胞失衡密切相关。Th1 细胞分泌的特征性产物 IL-2 和 IFN-γ 会促进炎症生成。艾灸可通过降低溃疡性结肠炎患者结肠黏膜中炎性因子 IFN-γ 的数量，维持正常的抑炎因子 IL-4 分泌来减少炎症的生成。不仅如此，艾灸还可以缓解患者机体对 Th2 细胞的拮抗，使两种失衡的免疫细胞恢复平衡，最终达到减轻溃疡性结肠炎结肠黏膜炎症的目的。

同样，艾灸也可以通过下调一些物质（如 TNFR1、TNFR2、TNF-α）的含量来减轻克罗恩病的炎症反应。适量的艾灸可通过显著降低血清 IgA、IgG、IgM 这些免疫球蛋白水平来调节免疫水平，从而减轻克罗恩病的肠道炎症，而且可以修复克罗恩病受损的肠黏膜。

肿瘤及肿瘤术后　可以把肿瘤看作是个有"意识的个体"，在面对免疫细胞对它的"追杀"时，肿瘤细胞会伪装自己，使自己不被免疫细胞识别和杀死，这就是免疫逃逸。艾灸可以减少这种情况的出现，让肿瘤细胞能更好地被免疫细胞"逮捕"，从而发挥抗肿瘤作用。此外，有研究表明艾灸中的一种——麦粒灸有确切的抗肿瘤效用。

现有研究表明，艾灸可能通过调节胃肠运动、缓解内脏痛、保护黏膜及调节菌群等途径，对部分胃肠疾病（如功能性消化不良、肠易激综合征）产生辅助治疗作用，或有助于改善肿瘤术后及化疗相关症状。但其具体机制及疗效仍需要更多高质量临床研究进一步验证。

艾灸同样存在一定的风险和注意事项，尤其是对于某些特定患者群体来说。糖尿病患者在进行艾灸治疗时，应注意避免局部皮肤温度过高，以防烫伤。应选择合适的艾灸时间，并在治疗前后监测血糖水平，确保血糖控制在安全范围内。患有皮肤病（如湿疹、皮炎）的患者在进行艾灸时，需要特别注意局部皮肤状态，避免刺激受影响的皮肤区域。应在专业医生的指导下进行艾灸，并密切观察皮肤反应，如有不适，应立即停止治疗。

第七章

胃肠道间质瘤患者的生活手册

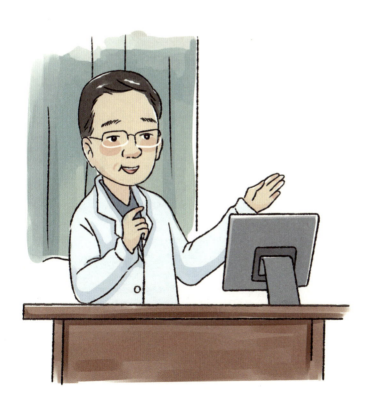

第一节
魔法食谱——吃什么对胃肠更友善

一、天然的守护者——膳食纤维如何助力胃肠健康

我们日常食物中的膳食纤维大部分来自植物性食物，如各种谷类、水果、蔬菜、豆类、坚果，其中谷物是膳食纤维的主要来源（全谷粒和麦麸等食物中膳食纤维含量高，而精加工谷类食品中膳食纤维含量少）。在膳食纤维的摄入过程中，通过咀嚼能增加唾液分泌量，辅助淀粉类物质的消化；膳食纤维通过增加饱腹感可以减少能量摄入、延缓胃内容物排空，使葡萄糖吸收趋于平缓，减少胰岛素分泌，减轻胰腺负担。

膳食纤维消化后的最终产物很容易被结肠黏膜上皮细胞吸收，为结肠黏膜供能，促进结肠上皮细胞增殖，维持结肠黏膜生长和完整。

膳食纤维以是否溶解于水可分为可溶性纤维与不溶性纤维。常见的不可溶性纤维有纤维素、半纤维素和木质素，存在于植物细胞壁中；果胶和树胶属于可溶性纤维，存在于自然界的非纤维物质中。它们虽然不能被人体吸收，但是在体内有重要作用。可溶性纤维在大肠中发酵，能帮助人体控制血液中的胆固醇和血糖水平，起到预防心脏病、糖尿病等慢性病的作用；不可溶性纤维主要在粗粮和蔬菜中，能刺激肠道蠕动，增加粪便重量，减少粪便在肠道的停留时间，有效防止便秘、痔疮、肠癌。

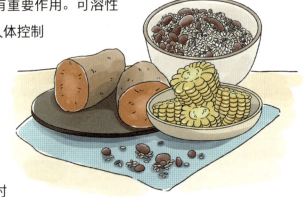

富含膳食纤维的食物

每摄入 1.0g 膳食纤维可使粪便量增至 5.4g，1.0g 果胶可使粪便量增至 1.2g。《中国居民膳食指南（2022）》推荐的膳食纤维每日摄入量为 25.0~30.0g。

二、炎炎夏日的冷饮

高温环境中，人体胃肠运动减弱，消化液分泌减少，影响胃肠的消化功能和营养素吸收，出现食欲减退症状。

食用适量的冷饮可以补充大量出汗丢失的水和盐，促进消化液分泌，有助于恢复食欲，但摄入量不宜过多，饮料温度不要低于 10℃，少量多次饮用为好。如出汗较多，可选择含盐饮料，浓度建议控制在 0.1%~0.2%。可以选择不含盐饮料，如茶水、柠檬水，或用酸梅糖浆、陈皮糖浆、山楂糖浆等配成饮料，同样可以达到补充水分、矿物质、维生素和糖分的目的，并具有饮用可口、止渴、加速热适应等优点。

三、哪些蛋白质易于被胃肠吸收

食物中的蛋白质主要有两个来源，分别是植物性蛋白质和动物性蛋白质。在植物性蛋白质中，含量最高的是大豆，其蛋白质含量高达 36%~40%。虽然谷类的蛋白质含量只有 10% 左右，但因为是主食，每日摄入量较多，所以仍然是日常蛋白质的主要来源。

在动物性蛋白质中，蛋类的蛋白质含量为 11%~14%，奶类（如牛奶）的蛋白质含量为 3.0%~3.5%，肉类包括禽、畜和鱼虾，平均蛋白质含量为 15%~22%，这些都是人体蛋白质的重

易于吸收的富含蛋白质的食物

要来源。

日常食物中的蛋白质消化受蛋白质性质、膳食纤维等多种因素影响，如在大量摄入膳食纤维时，蛋白质的消化率就会下降 10%。即便是同一种食物，加工方法不同，其消化率也不同。一般来说，动物性食物的消化率高于植物性食物，因此也更容易被胃肠道吸收。

四、哪些食物不适合胃肠道间质瘤患者食用

GIST 患者日常生活中应戒烟、忌酒，少喝浓茶、咖啡，避免摄入油炸、烟熏和腌制食物，不食用隔夜菜，避免过烫、过咸或辛辣食品；不用和/或少用强烈刺激性调味品，减少大块肉类的食用量。

第二节
日常生活小窍门——如何让胃肠更健康

一、规律饮食对胃肠有益

三餐不规律，暴饮暴食，过多摄入高脂食品、重盐食品，喜食烫食，饮烈性酒等是胃肠肿瘤发病的高危因素，因此应养成良好的饮食习惯，减少致癌前体物或致癌物的摄入、阻止致癌物在胃肠道内合成，阻断致癌物对靶器官的作用，抑制癌基因表达和提高机体免疫功能，保护胃肠道黏膜免受伤害。

多食富含叶酸、B 族维生素、维生素 A、硒等的食材，这项营养素具有抗自由基、促使胃黏膜癌前期病变逆转、干预癌肿发生的作用。

二、补水的重要性及正确的补充方法

成人体内的水分含量占体重的 65% 左右，它参与人体内的新陈代谢，协助营养物质运送和废物排泄，使体内生化反应能够顺利进行。水存在于人体的关节腔、胸腔、腹腔和胃肠道等部位，起到润滑、缓冲、保护作用，还能调节体温。

人在断水时比在断食时死得更快，如果人断食但只饮水，体脂和组织蛋白质耗尽 50% 时，才会死亡，其生存时间可达数周；但如断水，一般失去全身水分 10% 就可能死亡，时间仅能维持 5~10 天，所以水对于生命而言是非常重要的。

人对水的需要量主要受代谢情况、年龄、体力活动、温度、膳食等因素

GIST 患者须注意补充水分

的影响，故水的需要量变化很大。《中国居民膳食指南（2022）》推荐的水每日摄入量为 1 500~1 700mL。当然，水的总量应包括食物中所含的水分、各种汤料和饮料。

通常人们多因口渴而饮水，其实这时身体已经处于"干旱"状态，长此以往，口渴敏感度降低，身体将会出现各种问题。正确的方法是少量多饮，时间可以安排在一天的各个时段。如起床后、上午 9 点、午饭前 1 小时、下午 3 点、晚饭前 1 小时等时段各饮用 200~300mL 水，饮水要缓慢、持续一次性喝完，以"喂饱"全身缺水的细胞。

三、简单的日常运动如何改善胃肠健康

在中医理论中，消化系统一般与脾经、胃经、肝经、胆经有关。脾胃为后天之本，气血生化之源，脾胃健运则气血生化正常。肝主疏泄、胆主通降，干预脾胃运化功能。

中脘穴 "一切脾胃之疾无所不疗"，能调中益气，化滞和中。

天枢穴 属于胃经，能促进肠道蠕动，增强胃肠动力，改善消化功能。

足三里穴 属于胃经，俗语"常揉（灸）足三里，胜吃老母鸡"，是养生保健第一大穴。

太冲穴 属于肝经，是调理气机的大穴，疏肝理气，镇静安神，"木疏土"可以调整脾胃运化。

大家在工作间隙或休息时可以有意识地按压这些穴位，对于改善胃肠健康有一定作用。

四、心理状态如何影响胃肠功能

生气、紧张、孤独、忧郁时，人的唾液、胃液等消化液分泌立即减少，食欲马上下降或消失，从而影响食物正常摄入、消化和吸收，如忧郁的老人经常忘记

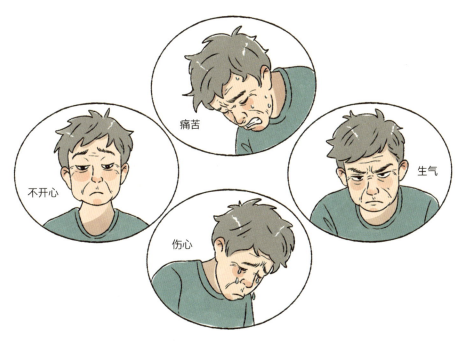

不良情绪影响胃肠功能

吃饭，中小学生在临考前会出现食欲不佳甚至厌食的症状。

愉快的心情也会影响食物的选择和饮食行为，如进餐环境安静、清洁卫生，心情会感到愉悦，唾液、胃液等消化液分泌正常，往往会食欲大增；孩子在做好事或取得好成绩时经常会得到表扬、奖励，这时他们的食欲也会大增。乐观的情绪可以改善胃肠道功能，心宽体胖大致就是这个意思。

第三节
药物与饮食的关系

一、使用特定药物时应避免食用哪些食物

伊马替尼 服用期间不能吃的食物包括西柚、葡萄柚、杨桃和柑橘。

达沙替尼 不应与葡萄柚或葡萄汁一起服用，除此之外，服药期间一般不能吃葱、姜、蒜等辛辣食物，以免刺激成分与药物成分发生反应，影响药效或加重恶心、呕吐、出血和呼吸困难的症状，甚至对生命健康造成影响。

舒尼替尼 服用期间忌食发霉、辛辣、煎炸食品以及一切发物。此外，葡萄柚可增加舒尼替尼的血药浓度。

阿法替尼 研究表明，阿法替尼不应与食物同服。

瑞戈非尼 服用期间要注意以下两点。首先，建议随低脂早餐服用，低脂早餐可以包括蔬菜、水果、粥、米饭、馒头、面条等；其次，不可以同时食用葡萄柚或葡萄柚汁。

培唑帕尼 服用期间应避免食用西柚汁。

患者应该养成良好的饮食和生活习惯，少食烫食、盐渍食物，不要酗酒、吸烟；尽量避免食用煎炸、辛辣食品、调料，以及蟹肉、狗肉、牛肉、羊肉、一切发物。患者可以多吃新鲜蔬菜和水果，多吃淀粉类食物、优质蛋白质和维生素 A、维生素 B_1、维生素 B_2、维生素 C 等。

二、什么时候是药物的最佳服用时间

伊马替尼 应在进餐时服用，并饮用一大杯水，以使胃肠道紊乱的风险降到最小。不能吞咽药片的患者，可以将药片分散于不含气体的水或苹果汁中，搅拌

成混悬液，药片一旦崩解完全应立刻服用。

达沙替尼　片剂不得压碎、切割或咀嚼，必须整片吞服，以保持剂量的一致性。可与食物同服或空腹服用。服用时间应当一致，早上或晚上均可。

舒尼替尼　治疗胃肠道间质瘤时应每日一次，口服，与食物同服或不同服均可。

阿法替尼　不应与食物同服。在进食后至少 3 小时或进食前至少 1 小时服用阿法替尼。

瑞戈非尼　应在每天同一时间，在低脂早餐（脂肪含量 30%）后随水整片吞服。患者不得在同一天服用两剂药物以弥补（前一天）漏服的剂量。如果服用瑞戈非尼后出现呕吐，同一天内患者不得再次服药。

瑞派替尼　口服给药，可与食物同服或空腹服用，直至出现疾病进展或无法耐受的毒性。患者在每日相同时间段服用本品。患者如错过常规服药时间，可在 8 小时内补服。患者如在服药后发生呕吐，则当天不需要补服，次日及之后继续在常规服药时间服药。

培唑帕尼　不应与食物同时服用，餐前至少 1 小时或餐后至少 2 小时服用本品。每日口服一次，连续服用 14 天，之后每日 2 次，持续服用直至疾病进展或出现不可接受的不良反应。如果漏服，且距下次服用时间不足 12 小时，则不应补服。

第四节
心灵手册——与疾病共舞

一、接受和面对——如何正视自己的疾病

为什么当我们得知熟识的人生病了会十分震惊？为什么很多人会恐惧疾病，而且在疾病到来时会无力承担对亲人的照顾？为什么很多人会一直认为"这些事情不会发生在我身上？"

这一系列问题直接指向疾病和健康的关联。很多人不愿公开谈论疾病，因为他们害怕这会让他们看起来很脆弱，但是这是不对的，我们应该学会正视自己的疾病。我们要增加对 GIST 的认识，学会克服对肿瘤的恐惧，在自我或家人的鼓励下，建立信心，直面疾病，积极治疗。根据肿瘤的大小、原发部位及核分裂象计数，危险程度，GIST 可分为极低危、低危、中危、高危。肿瘤直径<2cm 的 GIST 称为小 GIST，大多数小 GIST 呈良性或惰性经过。所以，GIST 不是想象中那么可怕。

并不是患有 GIST 就是无药可救。近年来，随着消化内镜检查的广泛应用，胃肠道黏膜下肿瘤（SMT）的检出率大大提高，同时随着超声内镜（EUS）的发展以及与其相关的活检技术的成熟，使得对 GIST 的诊断能力和病理组织获取能力大幅提升。胃内生物学行为偏良性的小 GIST 可随诊观察。同时，多种治疗手段联合的综合治疗模式可显著改善患者的预后。

既然有对 GIST 全面的了解和以现代科技为支撑的综合治疗手段，我们不必惧怕这种疾病，正视疾病反而有利于治疗。

二、日常心理调适——简单的冥想与呼吸技巧

冥想放松训练是当代心理治疗体系中重要技术之一，在维护和调节身心平衡、促进健康中有重要作用，对多种心理障碍、心身障碍、躯体疾病有一定疗效，包括疼痛、焦虑、恐惧、失眠、抑郁、心血管病。有研究者发现冥想放松训练可提高专注力、缓解疲劳、调节免疫功能、提升自信心，具体措施如下。

身体放松　在安静的房间内，让患者选择舒适的体位，闭上双眼，引导患者渐进性放松全身肌肉，从头颈开始，直至肩、背部、腹部及上下肢体。心理治疗师根据现场情况，主动控制训练过程，可有意重复某些放松环节；尽量具体化，如头部放松时，额—眼—鼻—面颊逐步放松；治疗师在每一个步骤的间隔，指导患者体会肌肉放松与紧张时的感觉差异，以强化患者放松训练后的身体感受。

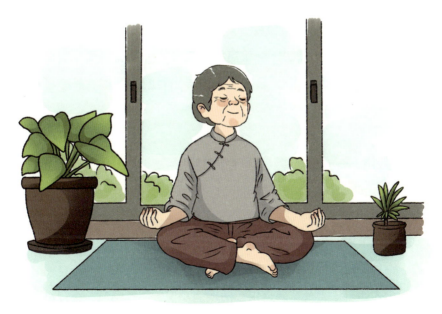

冥想放松训练

呼吸调整 身体放松的同时，注意调整呼吸，使用腹式呼吸法，吸气时用鼻吸入，尽力挺腹，胸部不动，直到不能再吸入为止；保持1秒，再缓缓用嘴巴呼气，尽量把肺部积存的气体全部呼出；引导患者从浅快呼吸过渡到深长、平缓的呼吸。

冥想 在安静、舒缓的背景音乐下联想静谧、安详的森林、无边际的蔚蓝大海、轻快流淌的溪水等让人心旷神怡的风景，并引导患者想象将自己置身于该风景中，体会大自然的舒适、恬静、伟岸、博大。

注意力聚焦 大脑中有一定的意念及想象作为注意对象，态度被动、自然；排除外来事物干扰，持续对注意力进行观察、监控、调整；当注意力出现疲劳、转移、涣散时，个体需要不加评判地将其再次拉回，并让自己保持自然、放松的注意状态。

唤醒 由心理治疗师缓缓唤醒患者的意识，患者可以活动一下四肢，促进心身状态的复原，讨论并分享冥想放松训练中的感受、领悟、遇到困扰及自己对待困扰的态度、解决办法等。

冥想放松训练是一种心理和行为训练方法，其作用机制是通过针对性的引导，使患者的意识集中注意于自我，对现有的信念、体验不加主观性地评价、判断，以价值中立的态度接纳环境和自我正在发生的所有事实，实现负性情绪的自我适应、自我接纳，提高正念水平，引导患者脱离抑郁、焦虑等不良情绪状态。

三、寻求支持——加入患者互助组织

随着互联网技术的普及，疾病的信息传播已从过去医疗机构单方传播转变成参与群体多元化传播的格局。患者可以建立互助组织（包括患友会、微信群等），分享经验，相互鼓励，相互帮助，共同积极地面对疾病。

互助组织为新发患者及家属提供包括疾病知识、治疗信息、医疗机构及专业医生的可靠信息，鼓励已接受过治疗的患者全方位分享各种康复资源与信息，收集珍贵原始病历以支持国内外相关临床研究，唤醒公众和社会保障机构对 GIST 疾病群体的认知与关注。

互助社群的发展需要丰富的内容，互助平台的发展需要成员们积极参与。打通线上、线下，联合各方力量，互助组织将在不断实践中为解决患者群体面对的医疗现实问题而努力。

第五节
常见误区与科学指导

一、不是每种"健康食品"都有益于健康

"健康食品"是一个食品种类，具有一般食品的共性，其原材料主要取自天然动植物，经先进生产工艺加工，将其所含丰富的功效成分的作用发挥到最好，从而调节人体机能，是一种适用于有特定功能需求的人群食用的特殊食品。无论是哪种类型的"健康食品"，都以保健为目的，不能迅速见效，需要长时间服用方可使人受益。需要知道的是，不是每种"健康食品"都有益于身体健康。

常见的人参，虽然是好东西，但并非什么体质的人都能吃，吃得不对，会引起发热、上火、烦躁不安、血压升高等。另外，部分滋补品应当适度服用，否则很容易营养过剩或产生不良反应。

很多人觉得膳食纤维很健康，就多吃粗粮、蔬菜，少量膳食纤维可能有助于排便，但是大量摄入膳食纤维可能导致肠胃不适，特别是有肠易激综合征问题的人。此外，还有某些水果中的果胶，看似健康，也会引发胀气和胃不适。果胶中的膳食纤维不被消化吸收，小肠和大肠中膳食纤维的堆积会产生氢气和二氧化碳，会导致胃胀和胃痛。

二、胃肠保健品真的有用吗

不推荐 GIST 患者服用各类保健品。目前尚无研究证据表明任何保健品能确切有效地治疗 GIST；一般保健品未经过严格的药理试验，过量或不当服用保健品可能引起肝肾功能损伤等不良反应。"保健食品能够治疗甚至治愈疾病"的说法是错误的。

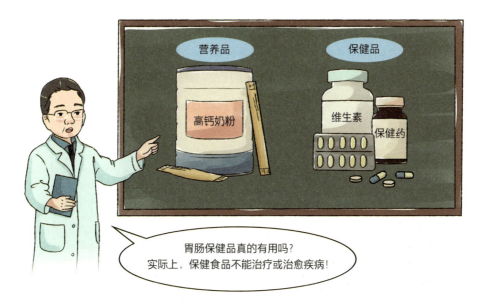

营养品 保健品

高钙奶粉

维生素 保健药

胃肠保健品真的有用吗？
实际上，保健食品不能治疗或治愈疾病！

保健品、营养品不能替代药物

营养品主要指营养素制剂，用于补充人体膳食摄入不足而缺乏的营养成分以改善身体的营养状况，常见的有维生素和矿物质。食物内所含的能供给人体营养的有效成分称为营养素。保健食品不是营养品，人体需要的营养素有水、蛋白质、脂肪、碳水化合物、维生素、矿物质等。

按照《中华人民共和国食品安全法》规定，普通食品不得宣传其具有保健效果。而"养胃"是民间的说法，不属于保健功效。值得一提的是，在 2019 年，国家市场监督管理总局公布 2019 年虚假违法食品、保健食品广告的典型案件中，就有一款普通食品因广告中称该产品具有"护肝、养胃、美容、安神"等功效而受到处罚。

三、专家指导如何健康饮食

俗话说"民以食为天"，好的饮食习惯为身体健康保驾护航，不良的饮食习惯难免会带来"病从口入"的麻烦。在临床诊疗过程中，我们发现 GIST 患者普遍存在营养不良风险，并且 GIST 术后危险度分级越高，其营养不良风险的发生率越高。一方面，肿瘤本身带来的长期反复的消化道症状导致患者因厌食而进食量减少，以及肿瘤的快速生长使机体的消耗增加，从而带来营养不良；另一方面，由于很多 GIST 患者对疾病缺乏了解而盲目忌口，走入了饮食误区。

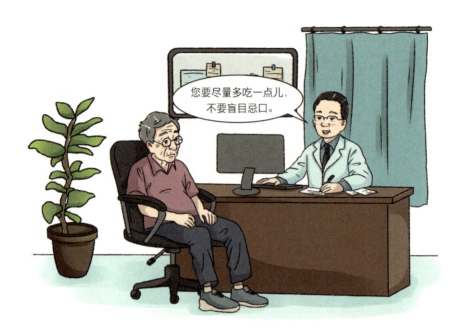

您要尽量多吃一点儿，不要盲目忌口。

常见的胃肠健康误区

禽类食品的蛋白质氨基酸模式与人体蛋白质接近，是较为理想的蛋白质来源，属于优质蛋白质。海产品中富含硒、锌、钙、碘等丰富的微量元素，适量食用可以提高机体免疫力。菌类不仅含有较多的蛋白质、碳水化合物、维生素、微量元素和矿物质，还富含多糖，经常食用可有一定预防和抑制肿瘤的作用。水果、蔬菜类的食用量应根据情况而定，服用靶向药期间适量食用清淡爽口的蔬菜和水果可以增强食欲，补充机体所需维生素。GIST 患者饮食应注意以下四点。

宜鲜宜淡　宜鲜，是指吃适量的新鲜蔬菜、水果，新鲜蔬菜、水果可防癌；同时也指吃新鲜的食物，不食腐烂变质的食物。宜淡，指宜吃清淡的食物，清淡食物既易于消化吸收，又有利于 GIST 患者的恢复。

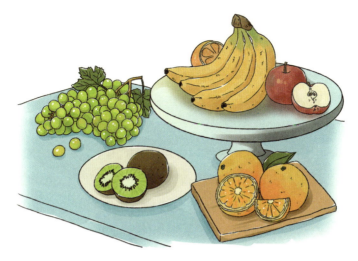

摄入足够的新鲜蔬菜、水果

宜软宜缓　宜软，指饭食、蔬菜、鱼肉之品宜软烂，不宜食用油煎、油炸、半熟之品及坚硬食物，这些食物既难于消化，而且有刺伤胃络之弊端。宜缓，指细嚼慢咽，充分咀嚼，使唾液大量分泌，既有利于食物的消化吸收，又能有防癌和抗衰老的效果。

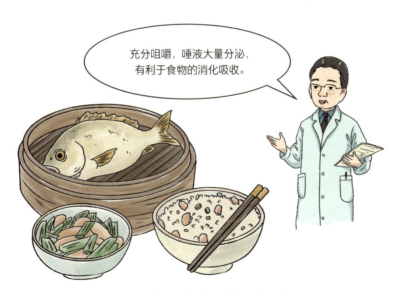

充分咀嚼有利于消化吸收

宜少宜精　宜少，指不可过饥再吃东西，且吃东西一次不可过饱，不宜极渴时饮水，每次饮水不宜过多，晚饭宜少。宜精，指少吃粗糙和粗纤维多的食物，尤其对于消化不良的患者，要求食物要精工细作，富含营养。

宜温宜洁　宜温，指 GIST 患者不可过食冷的瓜果，也不能因畏凉食而吃热烫饮食，这对食管和胃的损伤很大。宜洁，是指应保障食物的清洁，GIST 患者抵抗力差，应防止食物被污染，并注意食用器具的卫生。

除饮食需要注意外，GIST 患者还有其他一些注意事项，如胃有伤口的患者不要吸烟、喝酒，忌烟、忌酒可以大大减少对胃黏膜的刺激，减少恶变的概率。多运动不但可以保持良好的精神状态，还可以增强体质，提高抗病能力。

第八章
胃肠道间质瘤的"真实"故事

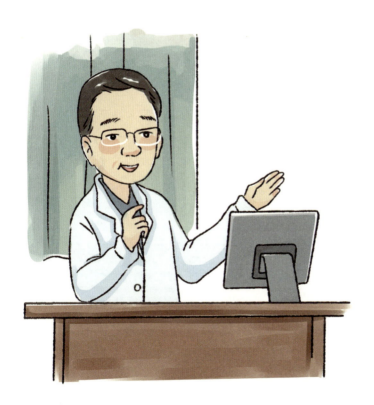

第一节
老李的治疗之旅——从患者的视角

一、首次不适

今年 60 岁的老李迎来了退休生活，他平时生活非常自律，每周都坚持游泳、慢跑、饭后散步等，身体素质向来不错。近两周来老李反复出现腹痛、腹胀，尤其以饭后上腹部不适较为明显。老李回想起前段时间和家人一起到海边城市旅游，其间吃了各式海鲜和烧烤。"应该是伤了肠胃，导致消化不良！"老李对家人如是说，随即调整饮食结构，日常三餐以粗粮、杂粮，如玉米、麦片为主，增加了新鲜蔬菜和水果的摄入，忌口辛辣、油腻食物，并配合口服健胃消食片。

二、第一次就医

经过 1 周多的调理，老李自觉腹痛、腹胀症状并没有改善，甚至发现晨起大便颜色有些许发黑，意识到有点儿不对劲儿后，随即前往医院胃肠外科就诊。

三、胃肠镜的发现

来到胃肠外科门诊，老李满脸忧虑地向医生说："医生，我半个月前开始出现腹胀，特别是吃完饭后更明显，有时候上腹部还会隐隐地痛，吃饭不香了，大便次数增多了，吃健胃消食片也不管用。昨天发现大便好像有点儿变黑，我上网查了下，网上说可能有上消化道出血和消化性溃疡，是怎么回事啊？"医生在了解家里老李的病情经过后对老李进行了详细的体格检查。在触诊按压老李的上腹部时，老李表示按压时有点儿隐隐的胀痛和不舒服。

"您以前做过胃肠镜检查吗？"医生问。

"从来没有检查过，因为我平时很注重饮食健康，很少吃辛辣、油腻的食物，水果蔬菜吃得比较多，觉得自己的胃肠应该没有什么问题。"

"结合您的症状特点和年龄，还是建议您做一下胃肠镜检查！"

"好的，谢谢医生！"

数日后老李拿到了检查结果，结果显示：慢性浅表性胃炎（中度）；胃体隆起性改变，大小3.0cm×2.8cm，表面光滑，顶部可见溃疡出血，存在于黏膜下的肿瘤（考虑间质瘤）。

在医生的建议下，老李继续做了上腹部CT平扫＋增强扫描，结果提示：胃体小弯侧占位，考虑间质瘤可能。

四、听到"胃肠道间质瘤"，老李有些害怕

"医生，内镜结果提示我黏膜下有肿瘤，间质瘤是什么肿瘤啊，应该怎么办啊？"老李焦急地问医生。

医生解释道："大叔，您别太焦虑。胃底间质瘤是临床上一种常见的良恶交界性肿瘤，和我们常说的'胃癌''肠癌'不太一样。'胃癌''肠癌'是癌细胞从胃肠道的内膜向外生长，且没有包膜，边界不清楚。胃肠道间质瘤来源于间叶组织，肿瘤的外面大多有一层外膜包裹住，边界相对清楚，而且很少发生淋巴结转移。另外，胃肠道间质瘤对常规的放疗和化疗并不敏感，通常采用手术联合靶向治疗。总的来说，胃肠道间质瘤的预后明显优于我们平时所说的'胃癌''肠癌'"。

五、治疗与恢复

听完医生的解释，老李顿觉舒了一口气，询问道："医生，那我接下来应该如何治疗呢？"

"大叔，鉴于您目前的病情，手术切除是首选治疗方案。我们需要完善各项术前检查。建议您选择内镜下微创手术治疗，对患者来说相对易耐受，而且能保留器官功能的完整性。"

　　听完医生的话，老李如释重负，表示愿意接受内镜下微创手术治疗。术后第3天，老李恢复良好，1周后顺利出院。

第二节
治疗胃肠道间质瘤——医生的视角

一、接收患者

老李入院后，李医生看到老李主要病史如下。

患者老李，60岁，因"反复胃脘部胀痛不适2周余"入院。自诉2周前可能因食海鲜、烧烤后开始出现胃脘部疼痛、腹胀等，无恶心、呕吐、腹泻等症，自服健胃消食片及清淡饮食后症状缓解不明显。1周前出现黑便，胃脘部胀痛不适症状加重，饭后明显。近期于我院行胃肠镜检查提示：慢性浅表性胃炎（中度）；胃体隆起性改变，大小3.0cm×2.8cm，表面光滑，顶部可见溃疡出血，存在于黏膜下的肿瘤（考虑间质瘤）。补充上腹部CT平扫＋增强扫描示：胃体小弯侧占位，考虑间质瘤可能。为求进一步诊治遂至我科就诊。既往体健，无特殊病史。入院后血常规：红细胞计数$3.25×10^{12}$/L；血红蛋白测定97g/L，红细胞比积28.4。

二、诊断与解释

李医生了解老李相关情况后，向老李及家属解释道："结合您的症状、体征及辅助检查结果，初步诊断为胃底间质瘤可能。GIST是胃肠道最常见的间叶组织源性肿瘤，占胃肠道恶性肿瘤的1%~3%，该病的发病率虽不高，但是也相对常见，通常男性发病率高于女性。目前研究表明，GIST的发病和 c-KIT 及 PDGFRA 基因突变有关。但是对化疗、放疗都不敏感，主要治疗方式是手术切除和靶向治疗。手术治疗是唯一根治途径，手术后患者需要完善病理检查和基因检测，根据肿瘤的部位、危险度分级、是否破裂等决定后续是否需要继续接受辅助治疗。"

三、手术室中的决策

患者为老年男性，以"反复胃脘部胀痛不适 2 周余"就诊。影像学及胃肠镜提示胃底间质瘤可能。患者一般情况良好，肿瘤评估可予切除，未见转移，应行内镜微创手术治疗，并根据后续的病理检查及基因检测分析结果指导后续治疗。

四、与患者的沟通

手术结束后，李医生向麻醉后苏醒的老李及家属说道："大叔，手术非常成功。我们团队在内镜切除的时候看到您的胃体小弯后壁部位有一个直径约 3cm 的黏膜下肿瘤，这个肿瘤是向胃腔内生长的，没有累及到胃的黏膜层和浆层，也没有看到肿大的淋巴结。切掉后那个组织包块我们就送了病理检查和基因检测，

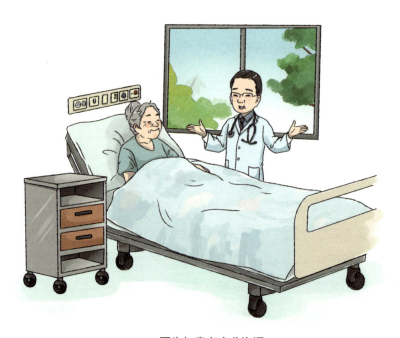

医生与患者充分沟通

您别太担心，过几天结果就会出来了。这几天，注意饮食，要吃流质食物，别吃生冷、辛辣、刺激的食物，饮食总体上要清淡些，保证高蛋白和水果、蔬菜的摄入，注意少食多餐，每天可以吃 5~7 次，要细嚼慢咽，每一口食物要至少咀嚼二十下再吞咽。"

数日后病理诊断结果回报如下。GIST（3.0cm×2.9cm×2.6cm），核分裂象<4 个/50HPF。免疫组织化学染色：CD117（+）、DOG-1（+）、CD34（+）、SDHB（+）、S-100（－）、Ki-67（Li：1%）。基因检测：*c-KIT* 基因第 11 外显子杂合性突变，*c-KIT* 基因第 13 外显子和 *PDGFRA* 基因第 12、18 外显子为野生型。李医生将上述结果告知老李后补充道："大叔，您的病理检查和基因检测结果提示是低风险胃肠道间质瘤，术后不需要靶向治疗，门诊定期复查就行啦！"

"谢谢医生和护士！非常感谢！"老李由衷地感谢道。

五、医者的使命

李医生长期深耕于消化道肿瘤的临床诊治及科普工作，以孙思邈的《大医精诚》内涵为行医准则，精于术、诚于心、秉于德，在面对焦虑、悲伤和绝望的肿瘤患者时，以其怜恤之心、温暖之声、鼓励之语、精湛之术挽救了众多消化道肿瘤患者的生命和家庭，收获了众多患者的赞誉。李医生面对送来锦旗的老李及家属说道："谢谢您的信任、认可和鼓励！这是我们的本职工作和责任。患者恢复健康，就是对我们工作的最大肯定"

第九章
与你的胃肠和平共处

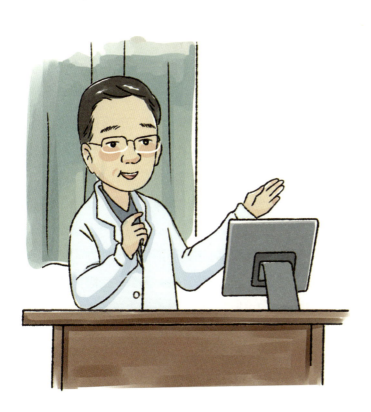

第一节
爱护你的胃肠，听听它想说什么

一、肚子的"小情绪"——胃肠的不同反应代表什么

肠鸣　即肠鸣音，是我们肚子里肠道蠕动时肠内气体和液体随之流动产生的声音，呈现为"咕噜咕噜"的声响。正常情况下，我们可以在肚脐部听到最清楚的肠鸣音，每分钟4~5次。人在饥饿时，胃肠缺乏食物，但有气体和液体，如果胃肠蠕动增强，就会产生这种声音，属于生理现象，不用过于担心。对于每分钟超过10次的肠鸣音，或声音很大，伴有明显的蠕动感，则可能是肠子发出的"呼救信号"，一般要考虑急性胃肠炎、消化道出血等；如果声音极小，无明显蠕动感，伴有腹痛、腹部紧绷感，要注意腹膜炎等；如果次数增多，响声频率增强，要警惕肠梗阻，机械性肠梗阻发作时肠鸣音很清晰，甚至有金属声。

胃痛、胃胀　是指发生在上腹部（心窝以下，肚脐上方）的疼痛，多数可能是由于暴饮暴食或吃进太多油腻、辛辣、产气食物和/或情绪不佳、压力较大的缘故，通常会在几小时内消失。如果是病毒或细菌感染引发的疼痛，则可能持续一两天。除此之外，胃痛、胃胀还与一些疾病相关，如胃炎，各种急慢性胃炎都可以导致胃痛和胃胀，同时还伴有嗳气、反酸、恶心等症状。当有胃或者十二指肠溃疡时，就会出现胃痛、胃胀，这时胃痛有一定的周期性和节律性，如果是胃溃疡，可能在进食后疼痛更明显；如果是十二指肠溃疡，多数是空腹痛比较明显，胃胀也一样。在排除器质性疾病后，功能性消化不良可能由于肠道功能问题而出现胃痛、胃胀，还会伴有反酸、呃逆等症状。

二、情绪与胃肠反应

中医常讲"情志不畅伤脾胃"，即人类的喜、怒、忧、思、悲、恐、惊七种异常情志，超过人体能够承受的限度，久不得平复，会影响人体脏腑功能，导致全身气血运行状态异常而使人发病，正所谓"百病皆生于气"。现代医学研究显示，胃肠是最容易受情绪影响的器官，被称作"人体的第二大脑"，即脑-肠轴。当一个人长期处于紧张、焦虑状态，不良情绪传输到大脑中枢神经系统，通过脑-肠轴将信息传输到胃肠，影响胃肠蠕动、分泌功能，发生胃胀、胃痛、嗳气、恶心、呕吐、吃不下饭、反酸、腹鸣、腹泻等症状，严重者会发生胃食管反流、胃炎、消化性溃疡等。有研究认为，压力、不良情绪与胃癌的发生密切相关，而对于胃癌患者而言，长期、较大的精神负担和心理压力会削弱免疫力，从而加速癌症发展和扩散风险，并且压力越大，体内的肿瘤细胞扩散的速度就会越快，癌症越快恶化。患者可以通过运动、冥想、瑜伽和倾诉等方法释放压力，调节好工作生活节奏。

三、调整生活作息，让胃肠道得到更好的休息

《黄帝内经》曰："起居无常，半百而衰"。世间万物都有自己的规律，日出而作，日落而息是人类的生存规律。同样胃肠也是一个严格遵守"时间表"的器官，胃肠的分泌在一天中存在生理性的高峰和低谷，以便及时消化食物，如果我们打破了它的作息规律，就很有可能导致胃肠疾病的发生，给生活和工作带来不必要的麻烦和痛苦。

健康的肠胃可以正常地吸收营养，给身体提供能量，让人们保持健康；反之肠胃处于不健康状态时，不仅难以吸收营养，而且难以进行正常的新陈代谢，严重时甚至出现一些胃肠功能障碍的症状，如胃胀、胃痛、反酸、烧心，进而引起身体各项功能紊乱，免疫力失调。我们如何给自己一个健康的肠胃呢？

为了肠胃健康，首先需要养成良好的生活、饮食习惯。如保持规律的一日三餐，胃部消化食物主要得益于胃酸，不规律的饮食习惯会扰乱胃酸的分泌，当没有食物消化时，胃酸会腐蚀胃黏膜，最终引起胃溃疡或慢性胃炎等。不管工作有多繁忙，都不能无故推迟吃饭时间。其次，平常工作量再大，也要注意休息、避免过度劳累，如果长期熬夜或睡眠不足，会使得胃酸大量分泌，降低抵抗力，易患上胃溃疡和胃炎等。研究显示，人的作息规律紊乱会影响肠道微生物的种类和数量，而饮食和环境如果使肠道微生物"作息失调"，也会影响人的"生物钟"。少部分人熬夜时会有吃夜宵的习惯，这样势必会加重胃肠消化负担，破坏胃肠道的"生物钟"，不利于身体健康。

第二节
与医生建立信任关系

一、为什么我们需要定期对胃肠进行体检

人的身体就好比一台机器，机器里的零件迟早会老化，如果长时间运作不检修，会缩短机器的使用寿命，而定期体检就好比机器检修，能够及时发现身体器官可能出现的异常，在疾病发生前或是疾病早期进行干预，这不仅可以保证人体的健康，还可以在一定程度上降低人们需要承受的病痛之苦。

"人吃五谷杂粮哪有不生病的"，更何况近些年人们的生活、饮食习惯已经发生了翻天覆地的变化，各种油炸食品、小吃随处可见，对我们的身体造成了严重的损害。我们吃进去的不健康的食物会直接接触胃肠黏膜，严重影响身体健康，"病从口入"是对这种情况最质朴的诠释。研究显示，近几年胃肠道肿瘤的发病率越来越高，且呈现出年轻化趋势，肿瘤已经成为危害我们身体健康的"头号杀手"。也有研究显示，肿瘤的早期发现、早期诊断、早期治疗可以明显提高患者的生活质量。那么如何做到早期发现、早期诊断、早期治疗呢？那就是定期体检！通过定期体检，可以发现危险因素，实施有效干预，可以有效阻断疾病的发生，也可以在最佳时机预防很多慢性疾病，同时定期体检是投入最少、效果最佳的防病措施。在体检中，胃肠常见检查项目包括抽血化验肿瘤标志物等，必要时可以结合 CT 检查对腹部进行检查，其中胃肠镜是最直观、最有效的检查。

二、坦诚地与医生沟通，获取更准确的建议

一些患者可能因为涉及私密或尴尬的症状而感到不好意思或羞于表达，这可能包括性健康问题、精神健康问题或一些涉及个人生活方面的问题。羞于表达可

能导致病情被忽视或误诊。有些患者可能担心医生无法理解或轻视他们的症状，尤其是当症状感觉模糊或难以描述时。这种担忧可能使他们选择隐瞒一些关键信息，导致不准确的诊断和治疗。也有些患者可能害怕得知自己的健康状况不佳，因此选择隐瞒症状或淡化问题，以逃避可能的坏消息。这样的行为可能延误及时的治疗。这些做法都是不正确的，因为患者诉说的每一个症状都是医生做出正确诊断和治疗的依据。例如，一位年轻的女性患者，因宫外孕腹痛入院，如果在医生了解病情时，该患者故意隐瞒性生活史，很可能出现误诊情况。医生给患者看病就像打仗一样，只有做到知己知彼，方能百战百胜，医生对患者的症状了解得越详细，就越能做到精准出击，一招击破。

古语云，"用人不疑，疑人不用"，这句话同样适用于医患之间。患者既然选择了医生，就应该相信医生，要相信每一个医生心中都有一个信念，那就是治好他的每一个患者。因此，患者在就诊过程中，应该充分信任医生，与医生坦诚诉说自己的症状，做到"既选之，则信之"，方便医生获取更精准的信息，做出精准治疗建议。在这个过程中，医生也需要创造一个开放、支持的环境，鼓励患者坦诚分享症状，同时引导患者克服心理障碍，让患者理解坦诚诉说病情对于正确治疗的重要性。

三、患者与医生的共同努力，是战胜疾病的关键

医患关系主要包括以下三种类型。

主动与被动型　医生完全主动，患者完全被动；医生的权威性不受任何怀疑，患者不会提出任何异议。

引导与合作型　医生和患者都具有主动性。医生的意见受到尊重，但患者可有疑问并寻求解释。

共同参与型　医生与患者的主动性相同，共同参与医疗的决定与实施。

医生与患者不是利益对立的甲方与乙方，而是一个共同体。因此，在治疗过程中，医患双方各具优势，互为补充。医生具有专业的技术优势，可以探究

病因、预后、提供治疗方案及预防策略。患者的优势是了解自己的具体情况和需求，可以向医生提供本人生活习惯和其他有助于诊断和治疗的关键信息，并反馈治疗体会。医生和患者之间的关系，就好像战友，疾病是双方共同的敌人。只有医患同心，才能取得这场战争的胜利。

疾病复杂多样，不是所有病都能治好，也不是所有病都需要被治愈。医学永远面临很多决策，不存在完全的对与错，这个时候，医生和患者应该共同决策、共担风险，医患合作才是战胜疾病的核心。只有在医生和患者之间建立起紧密的合作关系时，才能更有效地应对疾病的挑战。

第三节
走进未来——科技与胃肠健康的前景

一、现代医学的进步

在大胆假设、反复求证、科技不断发展的漫长岁月中，医学已经取得了长足进步。新的治疗方法、药物和技术使得医生对疾病的诊断和治疗更为精准和有效。

对比 10 年前，胃肠肿瘤的治疗已经取得了突破性的进展。对于外科手术能切除的肿瘤实现了微创切除，创伤小、恢复快，并且在微创的基础上探索保留正常功能的手术，如保留胃幽门的胃切除术、开展重塑具有贲门功能的近端胃切除消化道重建术（食管残胃双肌瓣吻合）等，都在一定程度上提高了患者术后的生活质量。

对于不能切除肿瘤的患者，之前一经确诊就宣告死刑的年代已经过去了，靶向药的问世使得众多肿瘤患者避免了化疗带来的不良反应，又大大延长了生存期。再到如今，日益红火的免疫细胞治疗，再次将肿瘤治疗方式的选择推向了高潮，近年来更是被医学界和无数肿瘤家庭称作"肿瘤克星"。免疫细胞联合传统治疗手段，能达到 1+1>2 的抗癌效果，降低化疗的不良反应，重建患者的免疫系统功能，提高生活质量，延长生存期，增强化疗药物的敏感性，提高治疗疗效，防止肿瘤的转移与复发。

基因治疗和精准医学的应用为个性化治疗开辟了新的前景。通过分析个体基因信息，医生可以制订更为个体化的治疗方案，提高治疗的针对性和疗效。如伊马替尼治疗 *c-KIT* 外显子 11 突变的 GIST 具有更好的疗效；舒尼替尼治疗 *c-KIT* 外显子 9 突变 GIST 可显著延长患者的无进展生存期；对于 *PDGFRA* 18 号外显子突变的 GIST，阿法替尼具有更好的抑制作用。

随着科学技术的发展，胃肠疾病的诊断得到了明显改善。如高分辨率的内镜图像使医生能够更清晰地观察胃肠道的细微结构，快速发现问题并进行针对性治疗。胶囊内镜能够动态监测整个消化道的变化，尤其是对小肠疾病的诊治水平有了明显提高。当然，消化内镜除了具备检查疾病功能外，还具备治疗功能，很多消化道病变可以在内镜下切除，而不再需要传统的外科手术。如内镜黏膜切除术（EMR）、内镜黏膜下剥离术（ESD）、内镜黏膜下挖除术（ESE）等一大批新技术的涌现，创伤更小、患者更易耐受，既能将肿瘤完整切除，又能保留消化道的正常功能，避免了大型外科手术引起的患者生活质量下降。随着技术创新和临床数据的不断增加，预计新型光学成像技术将在未来十年内为临床工作流程带来重大变化，通过更准确、侵入性更小的内镜成像技术改善大量高危患者的预后。

总体而言，现代医学的不断创新为胃肠健康领域带来了全新的治疗范式。这些变革不仅提高了疾病的早期诊断和治疗水平，也为患者提供了更多的治疗选择，为胃肠健康的维护和改善提供了更为全面的支持。

二、生活方式的转变如何影响胃肠健康

随着社会的不断发展，我们的生活方式发生了翻天覆地的变化，而这些变化直接关系到人们的胃肠健康。快节奏的生活、不规律的饮食和缺乏运动成为现代社会的普遍特点，对胃肠系统造成了一系列影响。

首先，饮食结构的改变是胃肠健康的重要影响因素。过多的高热量、高脂肪、低膳食纤维的食物摄入容易引发胃肠问题，如胃酸过多、便秘。同时，过度依赖加工食品和快餐也降低了胃肠道对多种营养元素的摄取，增加了患上胃肠疾病的风险。

其次，缺乏运动对胃肠健康产生负面影响。规律的运动有助于促进肠道蠕

动、维持肠黏膜的健康，减缓肠道衰老速度。缺乏运动可能导致肠道功能减弱，增加便秘、炎症性肠病等疾病的发生率。

最后，生活节奏加快和工作压力增大也是影响胃肠健康的关键因素。长时间的工作和生活紧张可能导致胃肠功能紊乱，加重胃肠道疾病的风险。

因此，为了维护胃肠健康，我们应当关注自己的生活方式，保持均衡饮食、适度运动，规律作息，减轻工作压力，努力创造一个有益于胃肠健康的生活环境。通过合理的生活方式调整，我们可以更好地预防和控制胃肠道问题，提升整体健康水平。

三、与胃肠"和平共处"的美好前景

胃肠是人体"最忙碌"的器官，为人们的各种活动提供能量。它一旦失衡，人的健康就会出现问题，它是健康失衡倒下的第一张"多米诺骨牌"。我们要健康生活，就需要与胃肠"和平共处"。同时，与胃肠和平共处，也标志着一个健康、舒适的生活。科技和生活方式的平衡成为实现胃肠健康的关键。

首先，先进的医疗技术为胃肠疾病的早期诊断和治疗提供了更精准的手段。高分辨率的医学影像、智能化的诊断设备，使医生能够更迅速准确地发现和处理潜在的胃肠问题，有助于避免疾病的恶化。例如美国麻省理工学院和加州理工学院的工程师展示了一种可吞咽传感器，当通过消化道时，可以监测其位置，从而帮助医生更容易地诊断胃肠动力障碍，如便秘、胃食管反流和胃瘫等。与目前的内镜检查等方式相比，该设备的侵入性更小，而且患者可直接在家中使用。

其次，个性化医疗的兴起使得治疗更为精准。通过基因检测和分子医学技术，医生能够更好地了解患者的个体差异，制订更符合患者需求的治疗方案，提高治疗的针对性和效果。

最后，人们对健康生活方式的认识不断提高，规律饮食、适度运动、减轻压力成为重要的生活准则。良好的生活方式有助于维持胃肠健康，降低胃肠道疾病的发生风险，是人与胃肠和平共处的良好基础。

科技进步和良好的生活方式将为我们带来更加健康和美好的未来。我们能够享受到更先进、更个性化的医疗服务。这样的未来，为每个人提供了更大的可能性，让我们能够更好地与胃肠和谐相处，迎接更健康的明天。

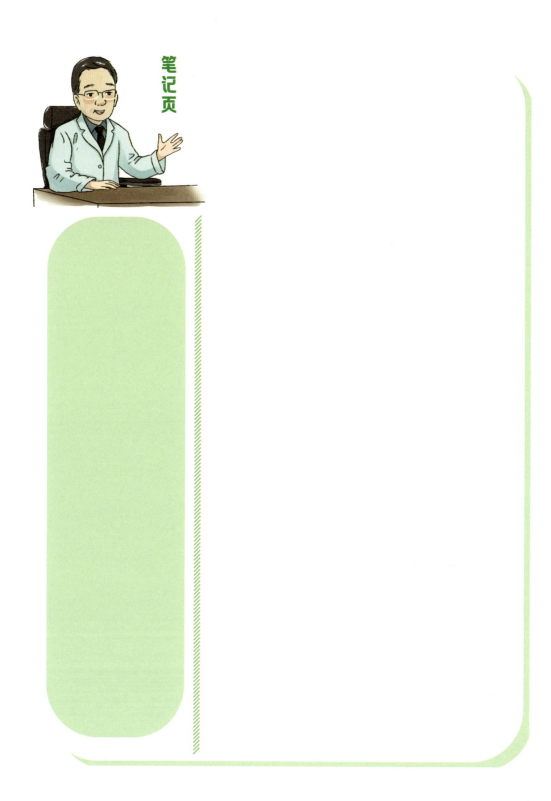

笔记页